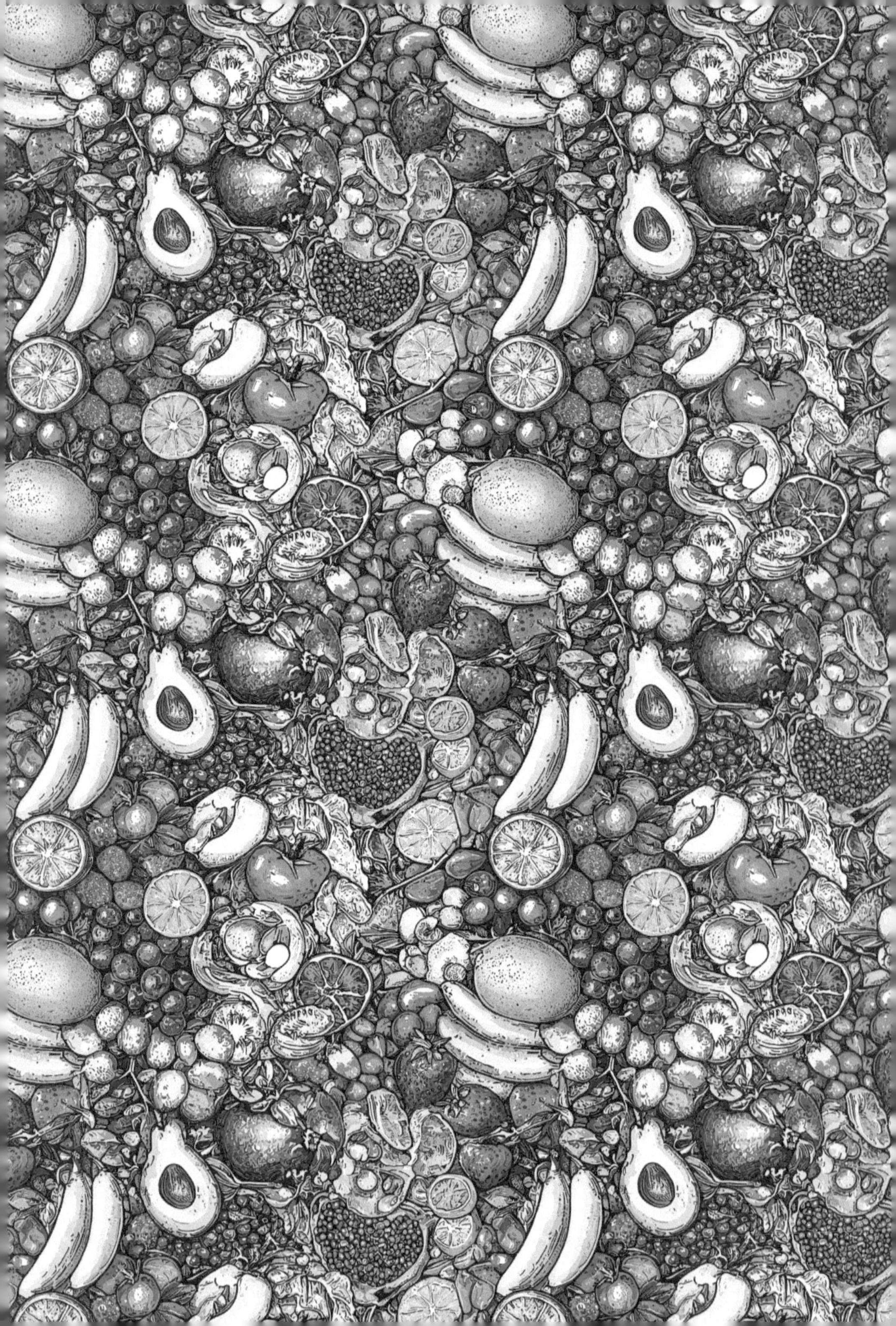

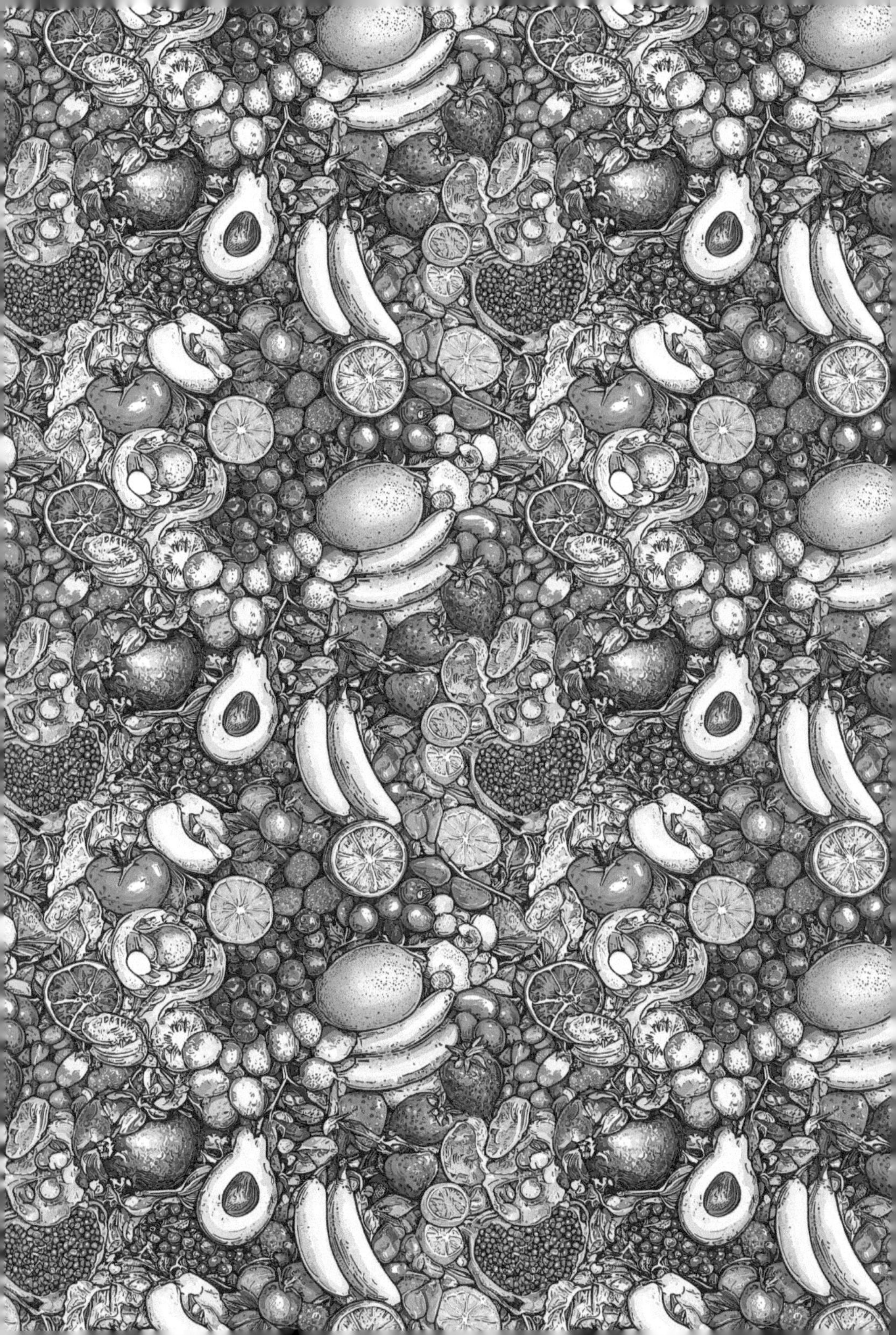

Impressum

Saage Media GmbH
c/o SpinLab – The HHL Accelerator
Spinnereistraße 7
04179 Leipzig, Germany
E-Mail: contact@SaageMedia.com
Web: www.SaageMedia.com
Commercial Register: Local Court Leipzig, HRB 42755 (Handelsregister: Amtsgericht Leipzig, HRB 42755)
Managing Director: Rico Saage (Geschäftsführer)
VAT ID Number: DE369527893 (USt-IdNr.)

Publisher: Saage Media GmbH
Veröffentlichung: 02.2025
Umschlagsgestaltung: Saage Media GmbH
ISBN-Softcover (de): 978-3-384-51501-8
ISBN-Ebook (de): 978-3-384-51502-5

Rechtliches / Hinweise

Die in diesem Buch aufgeführten externen Links und Quellenverweise wurden zum Zeitpunkt der Buchveröffentlichung geprüft. Auf die aktuellen und zukünftigen Gestaltungen und Inhalte der verlinkten Seiten hat der Autor keinen Einfluss. Für illegale, fehlerhafte oder unvollständige Inhalte sowie für Schäden, die durch die Nutzung oder Nichtnutzung der Informationen entstehen, haftet allein der Anbieter der verlinkten Website, nicht derjenige, der über Links auf die jeweilige Veröffentlichung verweist. Alle verwendeten externen Quellen sind im Literaturverzeichnis aufgeführt. Trotz sorgfältiger inhaltlicher Kontrolle übernehmen wir keine Haftung für die Inhalte externer Quellen. Für den Inhalt der zitierten Quellen sind ausschließlich deren Betreiber verantwortlich. Bilder und Quellen Dritter sind als solche gekennzeichnet. Die Vervielfältigung, Bearbeitung, Verbreitung und jede Art der Verwertung außerhalb der Grenzen des Urheberrechtes bedürfen der schriftlichen Zustimmung des jeweiligen Autors bzw. Erstellers.
Die Daten in den Diagrammen, die nicht explizit mit einer Quelle gekennzeichnet sind, basieren nicht auf Studien, sondern sind unverbindliche Annahmen zur besseren Visualisierung.
Dieses Buch wurde unter Verwendung von Künstlicher Intelligenz (KI) und anderen Tools erstellt. Unter anderem wurden Tools für die Recherche, das Schreiben/Lektorieren und die Generierung der dekorativen Illustrationen eingesetzt. Trotz Kontrolle können Fehler nicht vollständig ausgeschlossen werden. Wir möchten betonen, dass der Einsatz von KI als unterstützendes Werkzeug dient, um unseren Lesern ein qualitativ hochwertiges und inspirierendes Leseerlebnis zu bieten.

Die in diesem Buch enthaltenen Quellenverweise und Zitate wurden sorgfältig recherchiert und sinngemäß wiedergegeben. Die Interpretation und Darstellung der zitierten Inhalte spiegelt die Auffassung des Autors wider und muss nicht zwangsläufig mit der Intention oder Meinung der ursprünglichen Autoren übereinstimmen. Bei sinngemäßen Zitaten wurden die Kernaussagen der Originalquellen nach bestem Wissen und Gewissen in den Kontext dieses Werkes eingebettet, können jedoch durch die Übertragung und Vereinfachung von den ursprünglichen Formulierungen und Bedeutungsnuancen abweichen. Alle verwendeten Quellen sind im Literaturverzeichnis vollständig aufgeführt und können dort im Original nachgelesen werden. Die Verantwortung für die Interpretation und kontextuelle Einbettung der zitierten Inhalte liegt beim Autor dieses Buches. Bei wissenschaftlichen Fragestellungen und Detailinformationen wird empfohlen, die Originalquellen zu konsultieren. Der Autor hat sich bemüht, komplexe wissenschaftliche Sachverhalte allgemeinverständlich darzustellen. Dabei können Vereinfachungen und Verallgemeinerungen nicht ausgeschlossen werden. Für die fachliche Richtigkeit und Vollständigkeit der vereinfachten Darstellungen kann keine Gewähr übernommen werden. Die sinngemäße Wiedergabe von Zitaten und wissenschaftlichen Erkenntnissen erfolgt gewissenhaft unter Beachtung des Zitatrechts gemäß § 51 UrhG sowie aller relevanten urheberrechtlichen Bestimmungen anderer Länder. Bei der Vereinfachung, Übertragung und gegebenenfalls Übersetzung wissenschaftlicher Inhalte in eine allgemeinverständliche Sprache können Bedeutungsnuancen und fachliche Details verloren gehen. Der Autor erhebt keinen Anspruch auf die Rechte der zitierten Werke und respektiert sämtliche Urheberrechte der Originalautoren. Sollte eine unerlaubte Nutzung festgestellt werden, bittet der Autor um Mitteilung, um entsprechende Maßnahmen zu ergreifen. Für akademische Zwecke und bei der Verwendung als wissenschaftliche Referenz wird ausdrücklich empfohlen, auf die Originalquellen zurückzugreifen. Die vereinfachte Darstellung dient ausschließlich der populärwissenschaftlichen Information.

Die in diesem Buch vorgestellte Stoffwechselkur und die damit verbundenen Ernährungs- und Bewegungsempfehlungen basieren auf sorgfältiger Recherche und praktischen Erfahrungen. Dennoch können weder Vollständigkeit noch Fehlerfreiheit der Angaben garantiert werden. Die beschriebene Stoffwechselkur ist nicht als Ersatz für eine professionelle medizinische Beratung oder Behandlung gedacht. Vor Beginn der Kur sollten Sie Ihren Gesundheitszustand von einem Arzt überprüfen lassen, insbesondere wenn Sie unter Vorerkrankungen leiden, Medikamente einnehmen oder schwanger sind. Die Umsetzung der Ernährungsempfehlungen und des Bewegungsprogramms erfolgt auf eigene Verantwortung. Für eventuelle gesundheitliche Schäden oder unerwünschte Effekte, die sich aus der Anwendung der beschriebenen Methoden ergeben, wird keine Haftung übernommen. Die ketogene Ernährung kann bei bestimmten Personengruppen kontraindiziert sein. Im Zweifelsfall konsultieren Sie bitte einen Ernährungsberater oder Mediziner, der Sie individuell zu Ihrer persönlichen Situation beraten kann. Alle Angaben zu Nährwerten, Kalorienmengen und Bewegungseinheiten sind Richtwerte und können je nach individueller Konstitution angepasst werden müssen. Wissenschaftliche Erkenntnisse im Bereich Ernährung und Stoffwechsel entwickeln sich ständig weiter, sodass einzelne Informationen zum Zeitpunkt des Lesens möglicherweise nicht mehr dem aktuellsten Stand entsprechen. Die im Buch erwähnten Marken und Produktnamen können Warenzeichen oder eingetragene Warenzeichen ihrer jeweiligen Eigentümer sein. Die verwendeten Quellen sind im Anhang aufgeführt.

Bendis Saage

Stoffwechselkur ohne HCG: Die 30 Tage Stoffwechselkur für natürliche Fettverbrennung

Das Stoffwechsel Buch mit bewährtem Ernährungskonzept zum Stoffwechsel beschleunigen - Abnehmen mit ketogener Ernährung und Bewegungsprogramm

62 Quellen
42 Diagramme
42 Bilder
7 Illustrationen

Liebe Leserinnen, liebe Leser,

von Herzen danken wir Ihnen, dass Sie sich für dieses Buch entschieden haben. Mit Ihrer Wahl haben Sie uns nicht nur Ihr Vertrauen geschenkt, sondern auch einen Teil Ihrer wertvollen Zeit. Das wissen wir sehr zu schätzen.

Möchten Sie Ihren Stoffwechsel auf natürliche Weise optimieren und dabei nachhaltig Gewicht verlieren? Dieses Buch zeigt einen wissenschaftlich fundierten Weg zur Stoffwechseloptimierung - ganz ohne künstliche Hormone. Die 30-Tage Stoffwechselkur kombiniert ketogene Ernährung mit einem ausgewogenen Bewegungsprogramm und berücksichtigt dabei die natürlichen Regulationsmechanismen des Körpers. Sie erhalten einen strukturierten Plan mit alltagstauglichen Ernährungsempfehlungen und effektiven Übungen zur Stoffwechselaktivierung. Das Konzept erklärt verständlich die biologischen Zusammenhänge und zeigt, wie Sie Stoffwechselblockaden lösen und Ihre metabolische Flexibilität verbessern können. Durch die Kombination aus ketogener Ernährung, gezielter Bewegung und Stoffwechselreset erreichen Sie eine nachhaltige Umstellung Ihres Energiehaushalts. Starten Sie jetzt mit diesem praxisorientierten Leitfaden in ein gesünderes Leben mit einem optimal funktionierenden Stoffwechsel.

Dieser Ratgeber bietet Ihnen verständlich aufbereitete und praxisnahe Informationen zu einem komplexen Thema. Dank selbst entwickelter digitaler Tools, die auch neuronale Netze nutzen, konnten wir umfangreiche Recherchen durchführen. Die Inhalte wurden optimal strukturiert und bis zur finalen Fassung ausgestaltet, um Ihnen einen fundierten und leicht zugänglichen Überblick zu ermöglichen. Das Ergebnis: Sie erhalten einen umfassenden Einblick und profitieren von klaren Erklärungen und anschaulichen Beispielen. Auch die visuelle Gestaltung wurde durch diese fortschrittliche Methode optimiert, damit Sie die Informationen schnell erfassen und nutzen können.

Wir bemühen uns um höchste Genauigkeit, sind aber für jeden Hinweis auf mögliche Fehler dankbar. Besuchen Sie unsere Website, um die aktuellsten Korrekturen und Ergänzungen zu diesem Buch zu finden. Diese werden auch in zukünftigen Auflagen berücksichtigt.

Wir hoffen, Sie haben viel Freude beim Lesen und entdecken Neues! Sollten Sie Anregungen, Kritik oder Fragen haben, freuen wir uns über Ihre Rückmeldung. Nur durch den aktiven Austausch mit Ihnen, den Lesern, können zukünftige Auflagen und Werke noch besser werden. Bleiben Sie neugierig!

Bendis Saage

Saage Media GmbH - Team

- www.SaageBooks.com/de
- support@saagemedia.com
- Spinnereistraße 7 - c/o SpinLab – The HHL Accelerator, 04179 Leipzig, Germany

Schnell zum Wissen

Für ein optimales Leseerlebnis möchten wir Sie mit den wichtigsten Merkmalen dieses Buches vertraut machen:

- **Modularer Aufbau:** Jedes Kapitel ist in sich abgeschlossen und kann unabhängig von den anderen gelesen werden.
- **Fundierte Recherche:** Alle Kapitel basieren auf gründlicher Recherche und sind mit wissenschaftlichen Quellenangaben belegt. Die in den Diagrammen dargestellten Daten dienen der besseren Visualisierung und beruhen auf Annahmen, nicht auf den in den Quellen angegebenen Daten. Eine umfassende Liste der Quellen und Bildnachweise befindet sich im Anhang.
- **Verständliche Terminologie:** Unterstrichene Fachbegriffe werden im Glossar erläutert.
- **Kapitelzusammenfassungen:** Am Ende jedes Kapitels finden Sie prägnante Zusammenfassungen, die Ihnen einen Überblick über die wichtigsten Punkte geben.
- **Konkrete Handlungsempfehlungen:** Jedes Subkapitel schließt mit einer Liste konkreter Ratschläge ab, die Ihnen helfen sollen, das Gelernte in die Praxis umzusetzen.

Zusätzliche Bonus-Materialien auf unserer Website

Auf unserer Website planen wir Ihnen folgende exklusive Materialien zur Verfügung zu stellen:

- Bonusinhalte und zusätzliche Kapitel
- Eine kompakte Gesamtzusammenfassung
- Eine Hörspiel Version. (In Planung)

Die Website befindet sich derzeit noch im Aufbau.

www.SaageBooks.com/de/
stoffwechselkur_ohne_hcg-bonus-8RJGOE

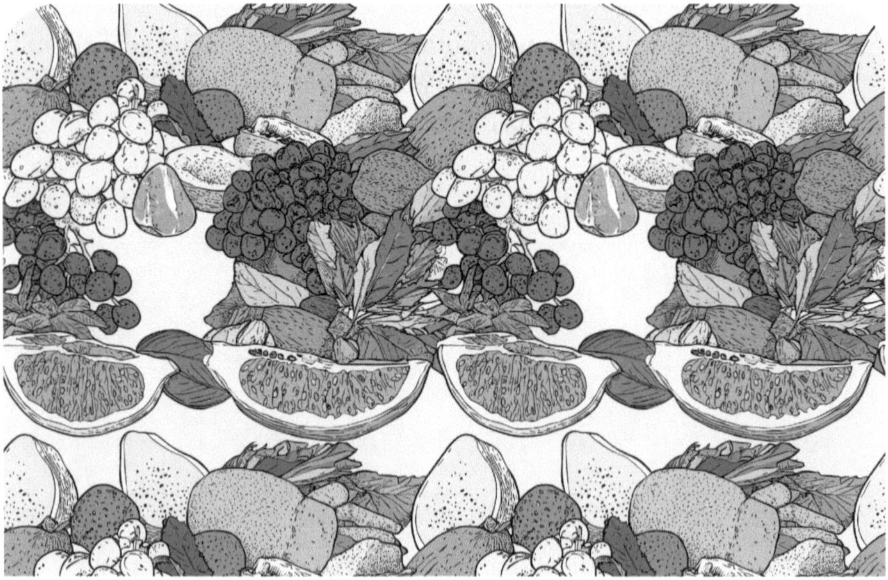

Inhaltsverzeichnis

- 2. Ernährungskonzept
  - 2. 1 Stoffwechselgerechte Mahlzeiten
    - Nährstoffverteilung
    - Mahlzeitenrhythmus
    - Portionsgrößen
  - 2. 2 Ketogene Ernährungsweise
    - Fettstoffwechsel aktivieren
    - Kohlenhydratreduktion
    - Proteinbedarf decken
  - 2. 3 Lebensmittelauswahl
    - Stoffwechselanregende Nahrungsmittel
    - Verbotene Lebensmittel
    - Gewürze und Kräuter

- 3. Bewegungsprogramm
  - 3. 1 Stoffwechselaktivierende Übungen
    - Ausdauereinheiten
    - Krafttraining
    - Beweglichkeitsübungen
  - 3. 2 Trainingsintensität
    - Belastungssteuerung
    - Regenerationsphasen
    - Leistungssteigerung
  - 3. 3 Alltagsaktivitäten
    - Bewegungsroutinen
    - Aktivitätssteigerung

1. Grundlagen der Stoffwechselkur

Warum nehmen manche Menschen trotz Diät nicht ab, während andere scheinbar mühelos ihr Gewicht reduzieren? Der menschliche Stoffwechsel folgt komplexen Regeln, die weit über simple Kalorienrechnungen hinausgehen. Eine gezielte Stoffwechselkur kann diese natürlichen Prozesse aktivieren und den Körper in einen optimalen Fettverbrennungsmodus versetzen. Die folgenden 30 Tage werden Ihren Stoffwechsel nachhaltig umstellen - ganz ohne künstliche Hormone oder risikoreiche Präparate. Entdecken Sie, wie Ihr Körper seine eigenen Fettreserven effektiv nutzen kann.

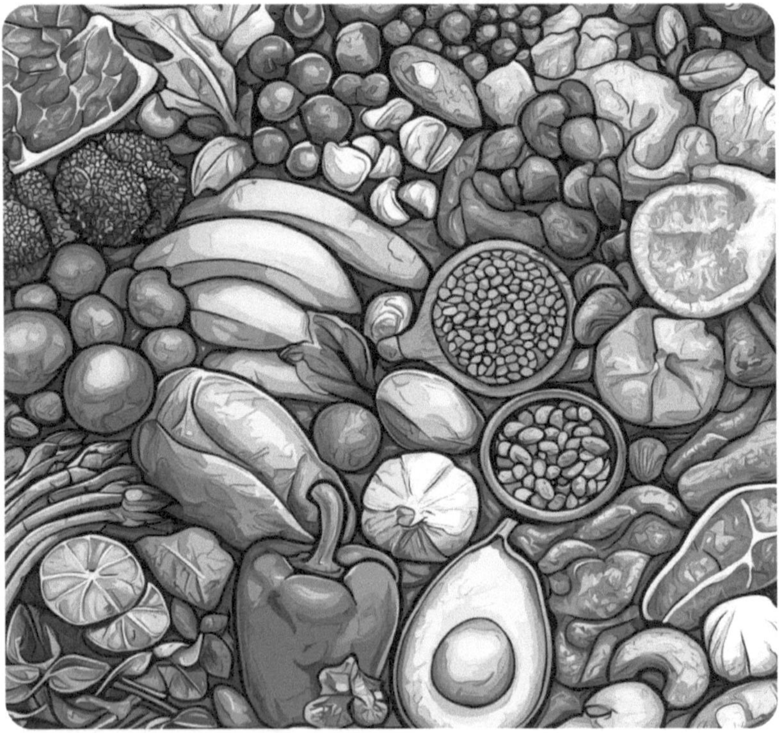

1. 1 Vorteile ohne Hormone

Ein optimierter Stoffwechsel ist Grundlage für nachhaltiges Gewichtsmanagement und Wohlbefinden. Anstatt auf Hormone zurückzugreifen, nutzt diese Stoffwechselkur körpereigene Mechanismen wie die Stimulation des Wachstumshormons und die Optimierung der Schilddrüsenfunktion. Sie erforscht die Vorteile von Kalorienrestriktion, intermittierendem Fasten und ballaststoffreicher Ernährung – Strategien, die nicht nur die Fettverbrennung aktivieren, sondern auch die Insulinsensitivität und Darmgesundheit verbessern. Diese natürliche Herangehensweise vermeidet die Risiken hormoneller Eingriffe und fördert langfristige, positive Veränderungen. Entdecken Sie jetzt, wie Sie Ihren Stoffwechsel ohne Hormone optimieren und Ihre Gesundheit nachhaltig stärken.

Eine erfolgreiche Stoffwechselkur basiert auf der Aktivierung körpereigener Regulationsmechanismen durch natürliche Methoden wie Kalorienrestriktion, intermittierendes Fasten und ballaststoffreiche Ernährung, anstatt auf externe Hormone zurückzugreifen.

Natürliche Stoffwechseloptimierung

Ein optimierter Stoffwechsel ist der Schlüssel zu nachhaltigem Gewichtsmanagement und allgemeinem Wohlbefinden. Anstatt auf externe Hormone zurückzugreifen, konzentriert sich die natürliche Stoffwechseloptimierung auf körpereigene Prozesse. Ein Weg führt über die Beeinflussung des Wachstumshormons.

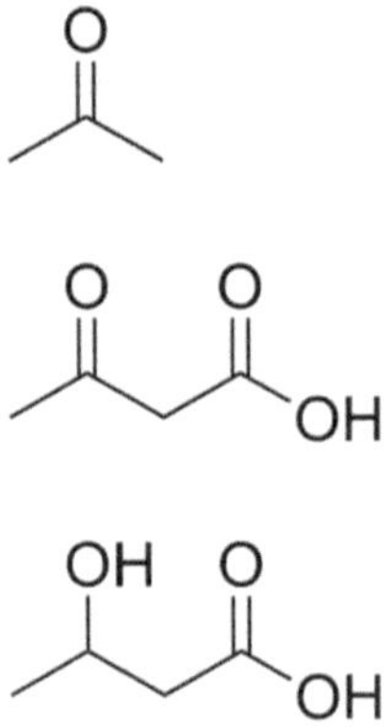

Keton [i1]

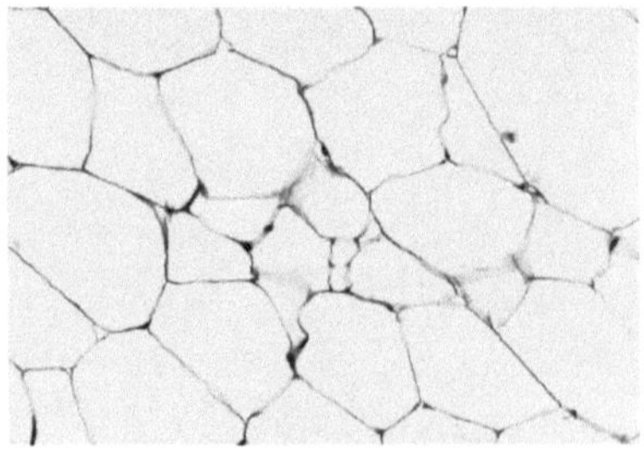

Viszerales Fett [i2]

Wachstumshormon freisetzende Hormone, körpereigene Botenstoffe, können die pulsatile Sekretion des Wachstumshormons stimulieren. Dies kann sich positiv auf die Körperzusammensetzung und den Stoffwechsel auswirken, indem es viszerales Fett reduziert und Blutfettwerte verbessert, ohne die Insulinempfindlichkeit negativ zu beeinflussen [s1]. Diese positiven Effekte auf das kardiovaskuläre Risiko scheinen unabhängig von der Gesamtfettmasse zu sein und könnten durch eine Senkung von Risikomarkern vermittelt werden [s1]. Ein weiterer wichtiger Aspekt ist die Schilddrüse. Schilddrüsenhormone beeinflussen den Stoffwechsel stark, doch eine Überdosierung birgt gesundheitliche Risiken für Stoffwechsel und Herz [s2]. Eine ausgewogene Ernährung und natürliche Methoden sind daher der Manipulation durch Hormone vorzuziehen [s2]. Intermittierendes Fasten (IF) bietet einen weiteren Ansatz. IF schaltet den Stoffwechsel von Glukose- auf Fett- und

Ketonverbrennung um, sobald die Glykogenspeicher nach 12 bis 36 Stunden erschöpft sind [s3]. Dieser „metabolische Schalter“ macht Ketone zur Hauptenergiequelle für Gehirn und Körper, erhält Muskelmasse und kann bei Übergewicht die Fettmobilisierung und Insulinsensitivität verbessern [s3]. Zusätzlich wirkt IF entzündungshemmend, kann das Risiko für Stoffwechselerkrankungen senken, Blutdruck und Cholesterinwerte verbessern und sogar neuroprotektive Effekte haben [s3]. Wer mit IF beginnt, könnte beispielsweise an zwei Tagen pro Woche die Nahrungsaufnahme auf ein Zeitfenster von acht Stunden beschränken und an den restlichen Tagen normal essen.

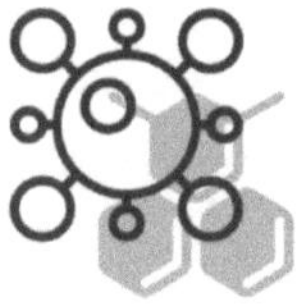

Stoffwechselaktivierung

Vergleich: Natürliche vs. Hormonelle Methoden

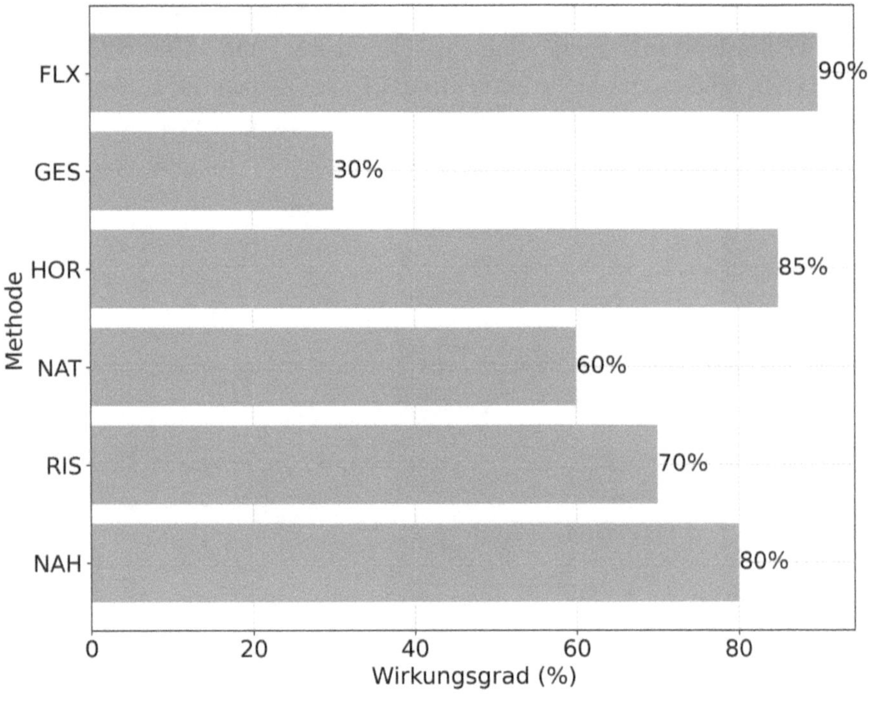

FLX: Flexibilität	GES: Geschwindigkeit
HOR: Hormonelle Methode	NAH: Nachhaltigkeit
NAT: Natürliche Optimierung	RIS: Risiko

Die natürliche Stoffwechseloptimierung schneidet in Bereichen wie Nachhaltigkeit, Risiko und Flexibilität deutlich besser ab als der hormonelle Ansatz. Hormonelle Methoden zeigen zwar einen schnelleren Gewichtsverlust, jedoch mit potentiellen Nebenwirkungen und eingeschränkter Langzeitwirkung.

Körpereigene Regulationsmechanismen

Der menschliche Körper verfügt über komplexe Mechanismen zur Selbstregulation des Stoffwechsels, die weit über die alleinige Betrachtung einzelner Hormone hinausgehen. Diese Regulationsmechanismen greifen ineinander und reagieren dynamisch auf verschiedene Einflüsse wie Nahrungsaufnahme, körperliche Aktivität und Schlaf. Kalorienrestriktion, also die bewusste Reduzierung der Kalorienzufuhr, wirkt sich nachhaltig auf diese Prozesse aus [s4]. Sie beeinflusst nicht nur die Körperzusammensetzung, sondern moduliert auch die Insulinsekretion, die Aktivität der Schilddrüsenhormone und die Effizienz der Mitochondrien, den Kraftwerken der Zellen. Interessanterweise bleiben diese Anpassungen oft auch dann erhalten, wenn das Gewicht nach einer Diät gehalten wird. So kann eine verbesserte Insulinempfindlichkeit langfristig zu einem stabileren Blutzuckerspiegel beitragen. Auch die Schilddrüse, die eine zentrale Rolle im Stoffwechsel spielt, reagiert auf die Kalorienzufuhr. Ihre Hormone steuern unter anderem den Energieverbrauch und die Körpertemperatur. Die mitochondriale Energieeffizienz wiederum bestimmt, wie effektiv der Körper Energie aus Nährstoffen gewinnt. Eine erhöhte Effizienz bedeutet, dass mehr Energie für die Zellfunktionen zur Verfügung steht und weniger als Wärme verloren geht. Neben der Kalorienrestriktion bietet auch das Intermittierende Fasten (IF) Möglichkeiten, die körpereigenen Regulationsmechanismen positiv zu beeinflussen [s5]. IF wirkt sich nicht nur auf den Stoffwechsel aus, indem es die Fettverbrennung ankurbelt, sondern beeinflusst auch die innere Uhr des Körpers, den circadianen Rhythmus. Ein stabiler circadianer Rhythmus ist wichtig für zahlreiche Stoffwechselprozesse, die Hormonproduktion und den Schlaf-Wach-Zyklus. Wer seinen circadianen Rhythmus durch regelmäßige Schlafenszeiten und Essenszeiten unterstützt, kann so seinen Stoffwechsel optimieren. Ein weiterer positiver Effekt von IF zeigt sich im Darm: Die Zusammensetzung der Darmflora, auch Mikrobiota genannt, verändert sich. Eine gesunde Darmflora ist wichtig für die Verdauung, die Nährstoffaufnahme und das Immunsystem und sie spielt auch eine Rolle bei der Regulation des Stoffwechsels. Die Bakterien im Darm produzieren kurzkettige Fettsäuren, die wiederum positive Effekte auf den Stoffwechsel und die Gesundheit haben können. Durch die Reduzierung der täglichen Essenszeiten kann IF außerdem die Gesamtenergieaufnahme senken und so das Risiko für Übergewicht reduzieren.

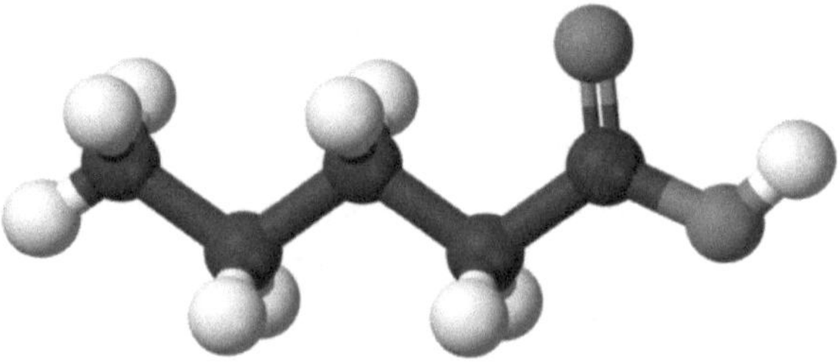

Kurzkettige Fettsäuren [i3]

Zusätzlich zur Kalorienrestriktion und IF spielt die Ballaststoffzufuhr eine wichtige Rolle für einen gesunden Stoffwechsel [s6]. Ballaststoffe, die vor allem in pflanzlichen Lebensmitteln vorkommen, fördern ebenfalls eine gesunde Darmflora und tragen zur Verbesserung der Insulinempfindlichkeit bei. So kann eine ballaststoffreiche Ernährung, die beispielsweise Vollkornprodukte, Gemüse und Obst beinhaltet, das Risiko für Typ-2-Diabetes senken. Die Fermentation von Ballaststoffen im Darm produziert kurzkettige Fettsäuren (SCFAs), die positive Auswirkungen auf die Gesundheit haben können. Ein hoher Ballaststoffgehalt in der Ernährung ist mit einer Verringerung von Entzündungen und einem geringeren Risiko für chronische Krankheiten

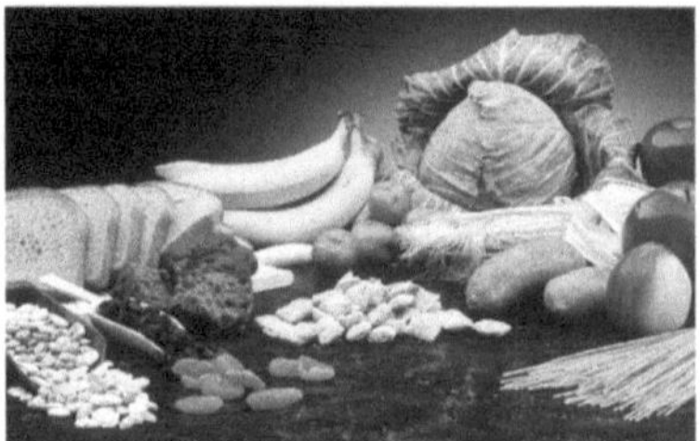

Ballaststoffe [i4]

assoziiert. Ballaststoffe können die Darmmotilität verbessern und Verstopfung vorbeugen, was ebenfalls zur allgemeinen Gesundheit beiträgt. Durch das Zusammenspiel dieser verschiedenen Regulationsmechanismen kann der Körper seinen Stoffwechsel effektiv steuern und an veränderte Bedingungen anpassen. Eine ausgewogene Ernährung, regelmäßige Bewegung und ausreichend Schlaf sind wichtige Faktoren, um diese körpereigenen Prozesse optimal zu unterstützen und langfristig die Gesundheit zu fördern.

Gut zu wissen

Insulinsekretion

Die Insulinsekretion, die durch die Bauchspeicheldrüse reguliert wird, spielt eine wichtige Rolle bei der Steuerung des Blutzuckerspiegels. Durch eine Stoffwechselkur ohne HCG kann die Insulinempfindlichkeit verbessert und die natürliche Insulinproduktion optimiert werden.

Intermittierendes Fasten (IF)

Intermittierendes Fasten ist ein Ernährungsmuster, bei dem sich Phasen des Essens mit Phasen des Fastens abwechseln. Es kann den Stoffwechsel anregen, die Fettverbrennung fördern und die Insulinsensitivität verbessern, ohne auf Hormone zurückgreifen zu müssen.

Kalorienrestriktion

Eine reduzierte Kalorienaufnahme kann den Stoffwechsel positiv beeinflussen, indem sie die Fettverbrennung fördert und den Grundumsatz erhöht. Dies kann zu einem Gewichtsverlust führen, ohne dass Hormone eingesetzt werden müssen.

Kurzkettige Fettsäuren (SCFAs)

Kurzkettige Fettsäuren, die durch die Fermentation von Ballaststoffen im Darm entstehen, haben positive Auswirkungen auf den Stoffwechsel und die Darmgesundheit. Eine Stoffwechselkur ohne HCG kann die Produktion dieser Fettsäuren anregen.

Regulationsmechanismen des Körpers

Verteilung der internen Regulationssysteme.

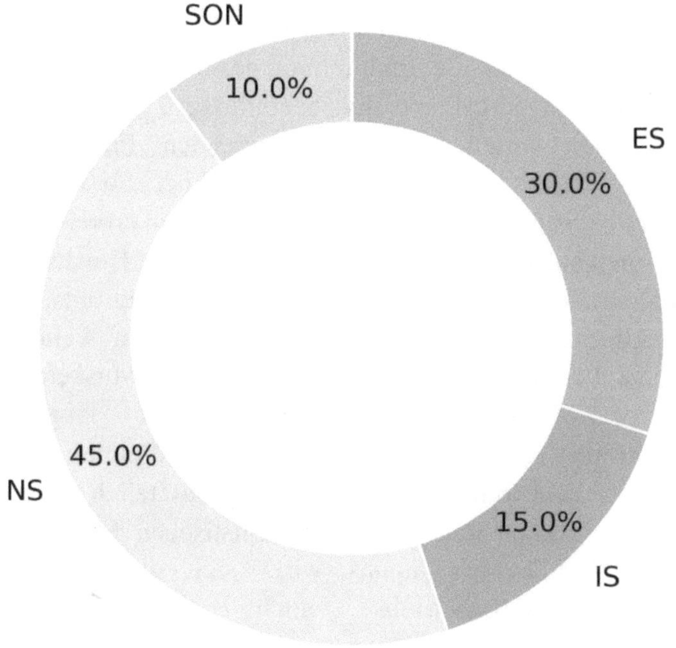

ES: Endokrines System

NS: Nervensystem

IS: Immunsystem

SON: Sonstige Regulatoren (z.B. Darmmikrobiom)

Die Visualisierung hebt die Verflechtung der körpereigenen Regulationssysteme hervor. Während das Nervensystem eine dominante Rolle bei schnellen Reaktionen spielt, tragen das endokrine und das Immunsystem wesentlich zur gesamten Stoffwechselregulation bei, was die Bedeutung eines ganzheitlichen Ansatzes für die Stoffwechselgesundheit zeigt.

Nachhaltige Stoffwechselanpassung

Nachhaltige Stoffwechselanpassungen zielen darauf ab, den Stoffwechsel langfristig zu optimieren und nicht nur kurzfristige Erfolge zu erzielen. Ein wichtiger Aspekt ist dabei die Vermeidung des Jo-Jo-Effekts, der häufig nach Diäten auftritt. Statt schneller Gewichtsabnahme durch radikale Maßnahmen geht es um die Etablierung gesunder Gewohnheiten, die den Stoffwechsel dauerhaft positiv beeinflussen. Die im vorherigen Kapitel erwähnten Vorteile von intermittierendem Fasten (IF) tragen wesentlich zu dieser nachhaltigen Veränderung bei. So kann die durch IF induzierte Umstellung auf Fett- und Ketonverbrennung – der sogenannte metabolische Schalter – nicht nur die Gewichtsreduktion unterstützen, sondern auch die physiologischen Funktionen optimieren und sogar Alterungsprozesse verlangsamen [s7]. Ein weiterer Vorteil von IF ist die Förderung des Muskelaufbaus bzw. Muskelerhalts, was wiederum den Grundumsatz erhöht und so langfristig die Gewichtskontrolle erleichtert [s7]. Wer z.B. dreimal pro Woche Krafttraining absolviert und zusätzlich IF praktiziert, kann von diesem synergistischen Effekt profitieren.

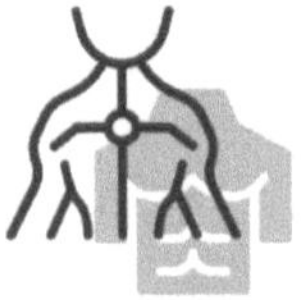

Darüber hinaus wirkt sich die Umstellung des Stoffwechsels auch positiv auf die Insulinsensitivität aus, was das Risiko für Stoffwechselerkrankungen wie Typ-2-Diabetes reduziert. Eine nachhaltige Stoffwechselanpassung beinhaltet also nicht nur die Gewichtskontrolle, sondern auch die Verbesserung der allgemeinen Gesundheit und des Wohlbefindens.

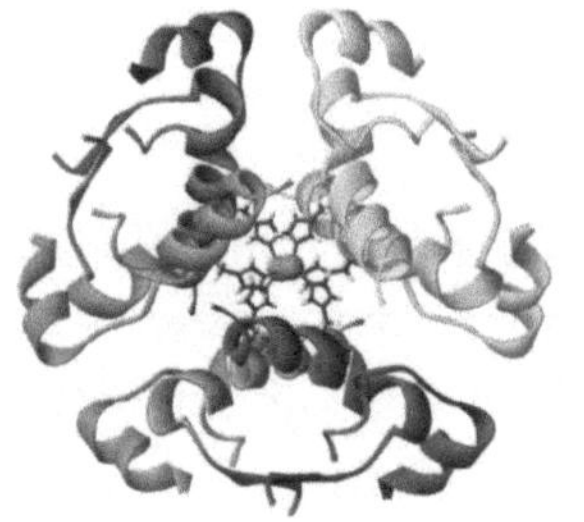

Insulin [i5]

Gut zu wissen

Insulinsensitivität

Insulinsensitivität bezieht sich auf die Fähigkeit des Körpers, auf das Hormon Insulin zu reagieren, das den Blutzuck reguliert. Eine Stoffwechselkur ohne HCG kann die Insulinsensitivität verbessern und so das Risiko für Stoffwechselerkrankungen wie Typ-2-Diabetes senken.

Intermittierendes Fasten

Intermittierendes Fasten (IF) ist ein Ernährungsmuster, das sich durch zeitlich begrenzte Essensperioden und längere Phasen des Fastens auszeichnet. Im Kontext einer Stoffwechselkur ohne HCG kann IF den Stoffwechsel durch die Umstellung auf Fettverbrennung unterstützen und so zu einer nachhaltigen Gewichtsreduktion beitragen.

Jo-Jo-Effekt

Der Jo-Jo-Effekt beschreibt das Phänomen des wiederholten Gewichtsverlusts und -zunahmes, oft nach Beendigung einer restriktiven Diät und kann durch eine Stoffwechselkur ohne HCG vermieden werden, da sie auf nachhaltige Veränderungen abzielt.

Metabolischer Schalter

Der metabolische Schalter bezeichnet die Umstellung des Körpers von der Verbrennung von Glukose (Zucker) als primäre Energiequelle auf die Verbrennung von Fett und Ketonen. Eine Stoffwechselkur ohne HCG kann diesen Schalter aktivieren und so die Fettverbrennung fördern.

Stoffwechselanpassung im Zeitverlauf

Veranschaulicht Stoffwechselveränderungen während einer nicht-HCG-Diät.

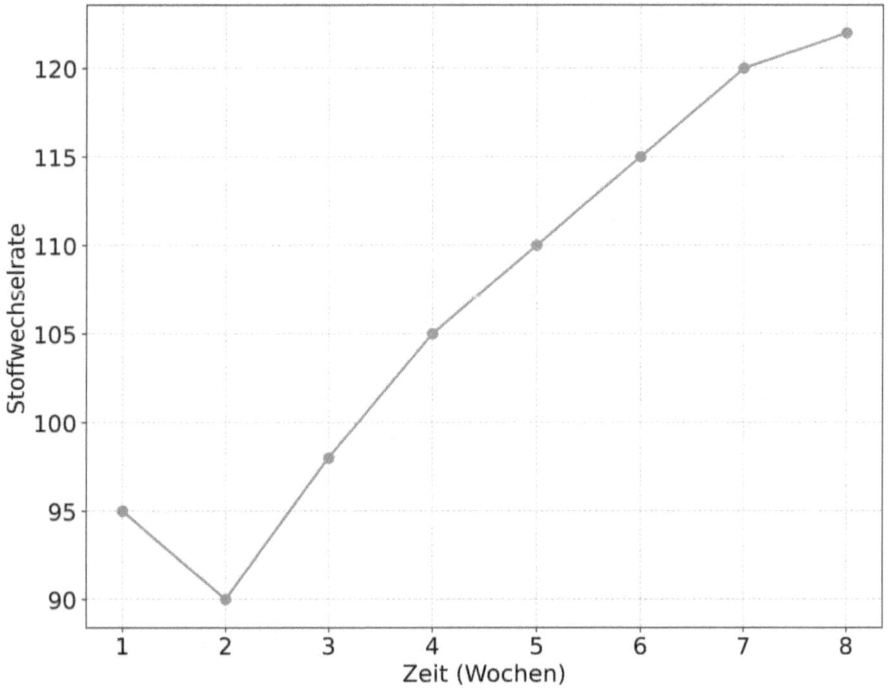

Diese Grafik zeigt eine stetige Verbesserung der Stoffwechselfunktion über den beobachteten Zeitraum. Der anfängliche Rückgang deutet auf eine Anpassungsphase hin, gefolgt von kontinuierlichen Fortschritten, was auf eine erfolgreiche Anpassung an die Ernährungsumstellung hinweist. Diese anhaltende Verbesserung deutet auf langfristige Vorteile ohne den Einsatz von Hormonen hin.

Konkrete Ratschläge

- Integrieren Sie kurze, intensive Bewegungseinheiten in Ihren Alltag, wie Treppensteigen oder kurze Sprints, um die Wachstumshormonproduktion anzuregen.
- Trinken Sie ausreichend Wasser, insbesondere vor den Mahlzeiten, um das Sättigungsgefühl zu steigern und die Stoffwechselprozesse zu unterstützen.
- Variieren Sie Ihre Nahrungsmittel, um eine breite Palette an Nährstoffen aufzunehmen und die Darmflora vielfältig zu halten.
- Achten Sie auf regelmäßige Schlafenszeiten und eine ausreichende Schlafdauer, um den circadianen Rhythmus zu stabilisieren und die Hormonproduktion zu optimieren.
- Setzen Sie auf Lebensmittel mit hohem Ballaststoffanteil, wie Leinsamen oder Chiasamen, die Sie in Joghurt oder Smoothies einrühren können, um die Verdauung und den Stoffwechsel zu fördern.
- Bauen Sie Entspannungstechniken wie Yoga oder Meditation in Ihren Alltag ein, um Stress abzubauen und die hormonelle Balance zu unterstützen.
- Genießen Sie Ihre Mahlzeiten bewusst und langsam, um die Sättigungssignale Ihres Körpers besser wahrzunehmen und Heißhungerattacken zu vermeiden.
- Experimentieren Sie mit verschiedenen Fastenmethoden, um die für Sie optimale Variante zu finden und Ihre Stoffwechselprozesse anzukurbeln.
- Verbringen Sie Zeit in der Natur, um Ihre Vitamin-D-Produktion anzuregen, die wichtig für den Stoffwechsel und das Immunsystem ist.

1. 2 Stoffwechsel verstehen

Ein funktionierender Stoffwechsel ist essentiell für Gesundheit und Wohlbefinden. Er steuert nicht nur die Energiegewinnung und den Aufbau von Körperstrukturen, sondern beeinflusst auch spezifische Zellfunktionen und die Immunabwehr. Störungen im Stoffwechsel können zu schwerwiegenden Erkrankungen wie dem metabolischen Syndrom oder Herz-Kreislauf-Problemen führen. Die natürliche Regulation des Stoffwechsels ist ein komplexes Zusammenspiel von Hormonen, Enzymen und Signalwegen. Schilddrüsenhormone und Mechanismen wie der metabolische Switch beim Fasten spielen dabei eine entscheidende Rolle. Das Verständnis dieser Prozesse ist der Schlüssel für eine erfolgreiche Stoffwechselkur. Entdecken Sie im folgenden Kapitel, wie Sie Ihren Stoffwechsel optimal unterstützen und Ihre natürliche Fettverbrennung aktivieren können.

Stoffwechselprozesse sind nicht nur für die Energiegewinnung zuständig, sondern beeinflussen auch spezifische Zellfunktionen, wie z.B. Immunreaktionen, Zellwachstum und -differenzierung.

Biologische Stoffwechselprozesse

Biologische Stoffwechselprozesse sind dynamische Vorgänge, die den Organismus am Leben erhalten. Sie umfassen den Auf- und Abbau von Stoffen (Anabolismus und Katabolismus) zur Energiegewinnung, zum Aufbau von Körperstrukturen und zur Aufrechterhaltung lebenswichtiger Funktionen [s8]. Dabei spielen verschiedene Stoffwechselwege eine Rolle, wie die Glykolyse – die Glukose abbaut – und die oxidative Phosphorylierung, die in den Mitochondrien Energie erzeugt [s8]. Interessanterweise nutzen Krebszellen, selbst bei ausreichend Sauerstoff, vermehrt die Glykolyse (Warburg-Effekt) [s8]. Diese veränderte Stoffwechselaktivität führt zu einer Übersäuerung des Tumormikroumfelds, was wiederum das Tumorwachstum begünstigt [s8]. Ähnlich der Glykolyse in Krebszellen, setzen auch bestimmte Immunzellen, die Makrophagen vom Typ M1, auf diesen Stoffwechselweg, um ihre proinflammatorischen Funktionen zu erfüllen [s9]. Im Gegensatz dazu nutzen M2-Makrophagen, die an der Gewebereparatur beteiligt sind, die oxidative Phosphorylierung [s9]. Diese Beispiele zeigen, wie Stoffwechselprozesse nicht nur die Energiebereitstellung steuern, sondern auch spezifische Zellfunktionen beeinflussen. Die Schilddrüsenhormone T3 und T4 sind ebenfalls an der Regulation des Stoffwechsels beteiligt [s10]. Sie beeinflussen die Grundumsatzrate, den Sauerstoffverbrauch und die Energieproduktion

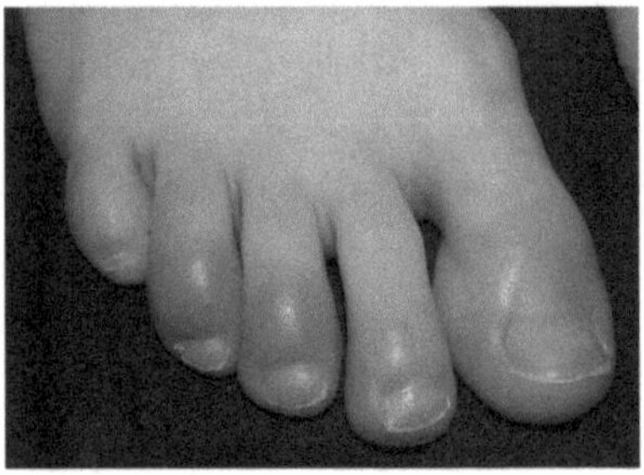

Entzündung [i6]

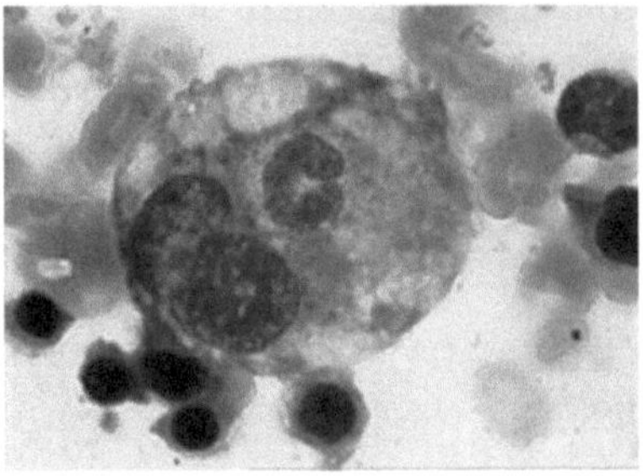

Makrophage [i7]

[s10]. Sie wirken auf den Kohlenhydratstoffwechsel, den Fettabbau (Lipolyse) und den Proteinumsatz [s10]. Auch das Wachstumshormon wird durch Schilddrüsenhormone beeinflusst, indem sie synergistisch auf das Knochenwachstum wirken [s10]. Die Hormone T3 und T4 sind lipophil, das heißt, sie benötigen Transportproteine im Blut. Nur ein geringer Teil der Hormone zirkuliert frei und kann in die Zellen eindringen [s10]. Das Hormon T4 wird in verschiedenen Geweben durch Deiodinasen in das aktive T3 umgewandelt [s10]. Eine weitere Anpassung des Stoffwechsels findet beim Fasten statt, dem sogenannten Stoffwechselwechsel [s11]. Hierbei stellt der Körper von der Glukoseverwertung auf die Nutzung von Fettsäuren und Ketonkörpern als Energiequelle um [s11]. Dies geschieht, wenn die Glykogenspeicher der Leber aufgebraucht sind und der Fettabbau im Fettgewebe zunimmt [s11]. Die Ketonkörper dienen dann als Energiesubstrat für Muskeln und Gehirn [s11]. Der Stoffwechselwechsel wird durch Signalwege wie PPAR-α und SIRT1 reguliert, die die Fettsäureoxidation und die Bildung neuer Mitochondrien in Muskelzellen fördern [s11]. Dieser Wechsel kann die Insulinsensitivität verbessern und Entzündungsmarker reduzieren [s11]. Entzündungen wiederum sind eng mit Stoffwechselprozessen und Erkrankungen verknüpft [s12]. So besteht eine starke Verbindung zwischen Adipositas und systemischen Entzündungen [s12]. Entzündetes Fettgewebe setzt Botenstoffe frei, die sowohl lokale als auch systemische Entzündungen verstärken [s12]. Das metabolische Syndrom, das abdominale Adipositas, Fettstoffwechselstörungen, Bluthochdruck und Insulinresistenz umfasst, erhöht das Risiko für Herz-Kreislauf-Erkrankungen [s12]. Zur Behandlung ist ein ganzheitlicher Ansatz notwendig, der sowohl die Symptome als auch die metabolischen Begleiterkrankungen berücksichtigt, um systemische Entzündungen zu reduzieren [s12]. Schon eine Gewichtsreduktion kann die Symptome lindern und die Wirksamkeit von Behandlungen steigern [s12]. Letztlich zeigt sich, dass Stoffwechselprozesse ein komplexes Netzwerk bilden, das eng mit

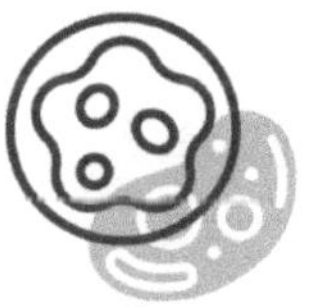

anderen Systemen wie dem Immunsystem und dem Hormonsystem verknüpft ist.

Gut zu wissen

Anabolismus

Im Kontext einer Stoffwechselkur beschreibt der Anabolismus den Aufbau von komplexen Molekülen aus einfachen Bausteinen. Dieser Prozess ist wichtig für den Aufbau von Muskelmasse und die Regeneration des Körpers, besonders nach Phasen der Kalorienrestriktion.

Katabolismus

Der Katabolismus ist der Abbau von komplexen Molekülen, wie z.B. Fettreserven, zur Energiegewinnung. Eine Stoffwechselkur kann den Katabolismus gezielt beeinflussen, um die Fettverbrennung zu fördern.

Metabolisches Syndrom

Das metabolische Syndrom ist eine Kombination von Risikofaktoren wie Bauchfett, Bluthochdruck, erhöhte Blutfettwerte und Insulinresistenz, die das Risiko für Herz-Kreislauf-Erkrankungen und Typ-2-Diabetes erhöhen. Eine Stoffwechselkur kann dazu beitragen, die einzelnen Komponenten des metabolischen Syndroms zu verbessern.

Oxidative Phosphorylierung

Die oxidative Phosphorylierung ist der Hauptprozess der Energiegewinnung in den Zellen. In den Mitochondrien wird mithilfe von Sauerstoff Energie produziert. Eine Stoffwechselkur kann die Effizienz der oxidativen Phosphorylierung beeinflussen.

Stoffwechselrate während der Diät

Beispielhafte Entwicklung des Grundumsatzes während einer Diät ohne HCG.

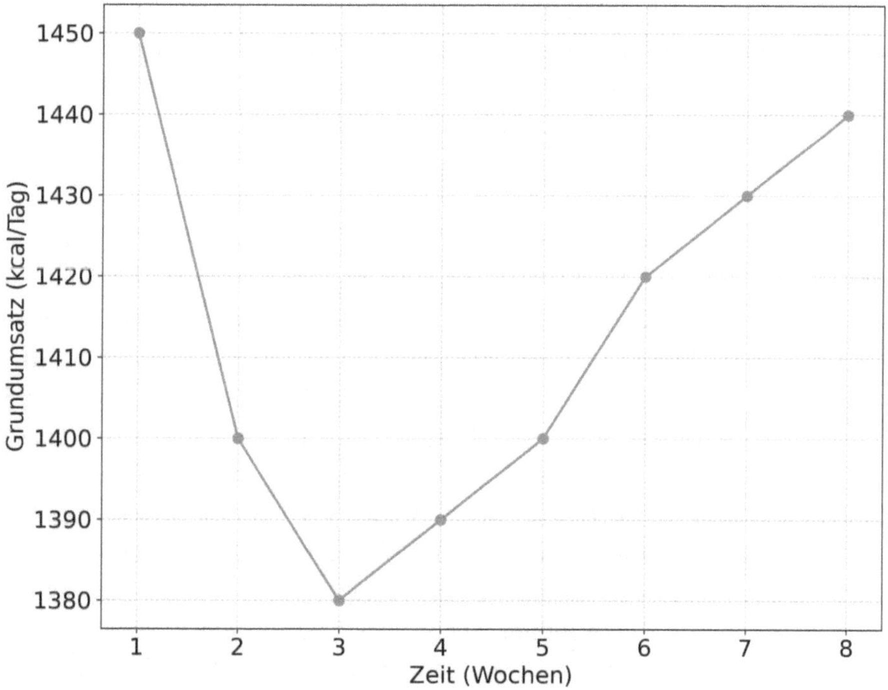

Der Graph zeigt einen möglichen anfänglichen Abfall der Stoffwechselrate, gefolgt von einer allmählichen Stabilisierung und einem potenziellen leichten Anstieg. Dies veranschaulicht die Anpassung des Körpers an eine reduzierte Kalorienaufnahme und zeigt die Bedeutung der Unterstützung der Stoffwechselfunktion während einer Diät.

Natürliche Stoffwechselregulation

Der menschliche Stoffwechsel unterliegt einer komplexen, natürlichen Regulation, die durch Hormone und andere Faktoren gesteuert wird. Ein wichtiger Regelkreis betrifft die Schilddrüsenhormone T3 und T4. Die Steuerung dieser Hormone beginnt im Hypothalamus, der das Thyreotropin-Releasing-Hormon (TRH) ausschüttet. TRH stimuliert wiederum die Hypophyse zur Produktion des schilddrüsenstimulierenden Hormons (TSH). TSH gelangt über den Blutkreislauf zur Schilddrüse und regt dort die Produktion und Freisetzung von T3 und T4 an [s13]. Diese Hormone beeinflussen zahlreiche Stoffwechselvorgänge im Körper, darunter den Grundumsatz, den Energieverbrauch und die Verwertung von Kohlenhydraten, Fetten und Proteinen. Ein ausgewogener Schilddrüsenhormonhaushalt ist daher für einen optimal funktionierenden Stoffwechsel unerlässlich. Eine weitere Möglichkeit der natürlichen Stoffwechselregulation bietet das Intermittierende Fasten (IF). IF umfasst verschiedene Ernährungsmuster mit zeitlich begrenzten Essensperioden und längeren Phasen ohne oder mit reduzierter Kalorienzufuhr [s14]. Durch den rhythmischen Wechsel zwischen Nahrungsaufnahme und Fastenperioden kommt es zu einem Stoffwechselumbau, bei dem der Körper von der Glukoseverwertung auf die Nutzung von Fettsäuren und Ketonkörpern als Energiequelle umschaltet. Dieser Prozess, auch als metabolischer Switch bezeichnet, ist evolutionär tief verankert und dient dem Erhalt der Muskelmasse, indem Fettreserven mobilisiert und durch Fettsäureoxidation abgebaut werden [s14]. So kann etwa eine Person, die IF praktiziert, durch die verstärkte Fettverbrennung ihre Muskelmasse erhalten, selbst wenn die Kalorienzufuhr insgesamt reduziert ist. IF kann nicht nur die Körperzusammensetzung positiv beeinflussen, sondern auch die kardiovaskuläre Gesundheit und die kognitiven Funktionen fördern [s14]. Durch die Umstellung auf Fettsäure- und Ketonverwertung können Blutdruck und

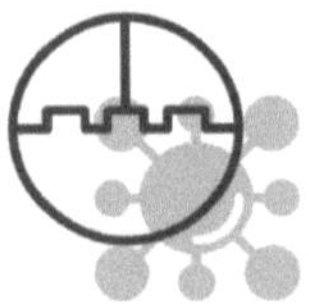

Herzfrequenzvariabilität verbessert werden. Zusätzlich stimuliert IF neurotrophe Faktoren, die das Wachstum und die Vernetzung von Nervenzellen im Gehirn unterstützen [s14].

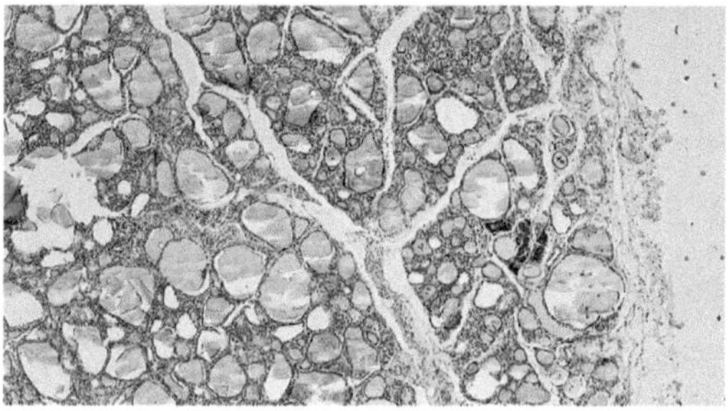

Schilddrüse [i8]

Gut zu wissen

Fettsäureoxidation

Die Fettsäureoxidation ist der Prozess, bei dem Fettsäuren abgebaut werden, um Energie zu gewinnen. Dieser Prozess findet in den Mitochondrien, den Kraftwerken der Zellen, statt und ist besonders wichtig während des Fastens oder bei kohlenhydratarmer Ernährung. Eine effiziente Fettsäureoxidation ist entscheidend für die Fettverbrennung und kann den Stoffwechsel während einer Stoffwechselkur ohne HCG unterstützen.

Hypothalamus

Der Hypothalamus ist eine wichtige Region im Gehirn, die als Kontrollzentrum für viele hormonelle Prozesse im Körper fungiert, einschließlich der Schilddrüsenfunktion. Er steuert die Freisetzung von Hormonen, die die Schilddrüse regulieren und spielt somit eine indirekte Rolle im Stoffwechsel. Ein gut funktionierender Hypothalamus ist wichtig für einen ausgeglichenen Hormonhaushalt und einen gesunden Stoffwechsel während einer Stoffwechselkur ohne HCG.

Neurotrophe Faktoren

Neurotrophe Faktoren sind Proteine, die das Wachstum, Überleben und die Funktion von Nervenzellen unterstützen. Sie spielen eine wichtige Rolle für die Gesundheit des Gehirns und können durch verschiedene Faktoren, einschließlich intermittierendem Fasten, beeinflusst werden. Die Förderung neurotropher Faktoren kann die kognitiven Funktionen unterstützen und den Stoffwechsel indirekt positiv beeinflussen.

Verteilung der Stoffwechselprozesse

Aufschlüsselung der Stoffwechselprozesse.

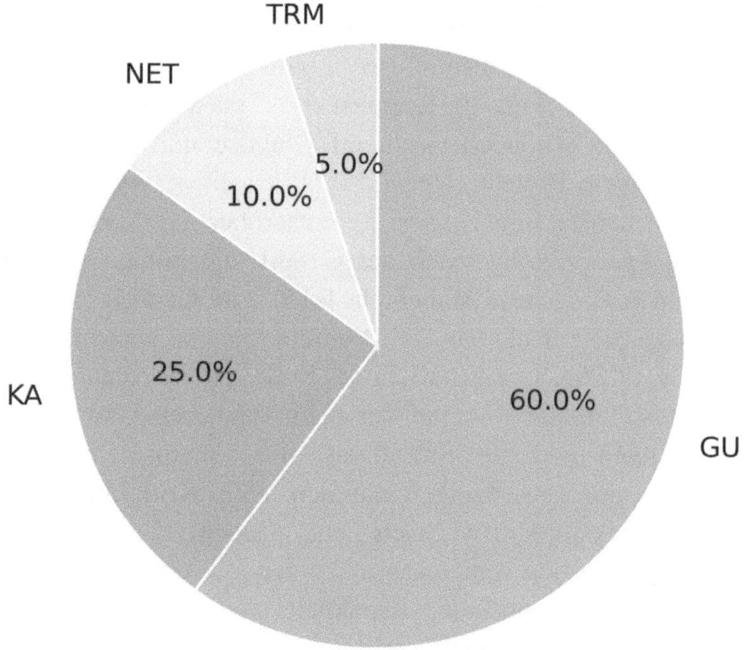

GU: Grundumsatz

KA: Körperliche Aktivität

NET: Nahrungsinduzierte Thermogenese

TRM: Thermogenese

Der größte Teil der Stoffwechselaktivität entfällt auf den Grundumsatz (GU), was seine Bedeutung für die Aufrechterhaltung grundlegender Körperfunktionen unterstreicht. Körperliche Aktivität trägt erheblich dazu bei und zeigt den Einfluss von Bewegung auf den Energieverbrauch. Die nahrungsinduzierte Thermogenese zeigt den Energiebedarf für Verdauung und Nährstoffverarbeitung, während die Thermogenese die Wärmeproduktion zur Temperaturregulierung darstellt.

Metabolische Grundfunktionen

Metabolische Grundfunktionen gewährleisten die Energieversorgung und den Zellaufbau des Organismus. Neben der Energiegewinnung steuern sie auch hochspezifische Zellfunktionen, wie etwa die Differenzierung von Stammzellen, deren Entwicklung durch metabolische Signale beeinflusst wird [s15]. So ist die Energiegewinnung im Herzmuskel vorwiegend an die Fettsäureoxidation gekoppelt, während Glukose und Ketonkörper nur eine untergeordnete Rolle spielen [s15]. Ein weiterer wichtiger Prozess ist die Umstellung von anaerober Glykolyse auf oxidative_phosphorylierung nach der Geburt, die mit einer verstärkten mitochondrialen Biogenese einhergeht [s15]. Die Glykolyse, der Abbau von Glukose, spielt auch bei der Proliferation von vaskulären glatten Muskelzellen (VSMCs) eine wichtige Rolle [s16]. Veränderungen in diesem Prozess können während der phänotypischen Umwandlung der VSMCs auftreten und zur Entstehung von Atherosklerose beitragen [s16]. Interessanterweise zeigen Studien eine Korrelation zwischen Genen des Stickstoffstoffwechsels und Genen, die mit koronarer Herzkrankheit assoziiert sind, was auf einen Zusammenhang zwischen Stickstoffstoffwechsel und der Krankheitsentstehung hindeutet [s16]. Die Regulation der Genexpression wird unter anderem durch Metaboliten beeinflusst, die als Substrate oder Cofaktoren für Enzyme wirken, welche das Chromatin modifizieren [s15]. Durch die Beeinflussung der Glykolyse und der Fettsäureoxidation lässt sich die Proliferation von Herzmuskelzellen steuern. Eine verstärkte Glykolyse bei gleichzeitiger Hemmung der Fettsäureoxidation kann das Zellwachstum fördern, während eine Umstellung auf oxidative Phosphorylierung die Effizienz der Reprogrammierung von Fibroblasten zu Herzmuskelzellen erhöht [s15]. Eine Umstellung des Stoffwechsels findet auch beim Fasten statt, dem sogenannten metabolischen Switch [s17]. Hierbei wechselt der Körper

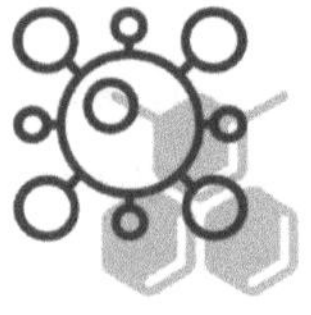

von der Glukoseverwertung zur Nutzung von Fettsäuren und Ketonkörpern als primäre Energiequelle [s17]. Dieser evolutionär bedingte Mechanismus dient dem Erhalt der Muskelmasse, indem die Fettreserven mobilisiert und durch Fettsäureoxidation abgebaut werden [s17]. So kann beispielsweise jemand, der regelmäßig fastet, trotz reduzierter Kalorienzufuhr seine Muskelmasse erhalten.

Gut zu wissen

Metabolischer Switch

Der metabolische Switch ist die Umstellung des Stoffwechsels von der Glukoseverwertung zur Nutzung von Fettsäuren und Ketonkörpern als primäre Energiequelle. Dies geschieht beispielsweise beim Fasten. Eine Stoffwechselkur ohne HCG kann den metabolischen Switch fördern und die Fettverbrennung aktivieren.

Grundumsatz-Vergleich

GU-Variationen über verschiedene Profile

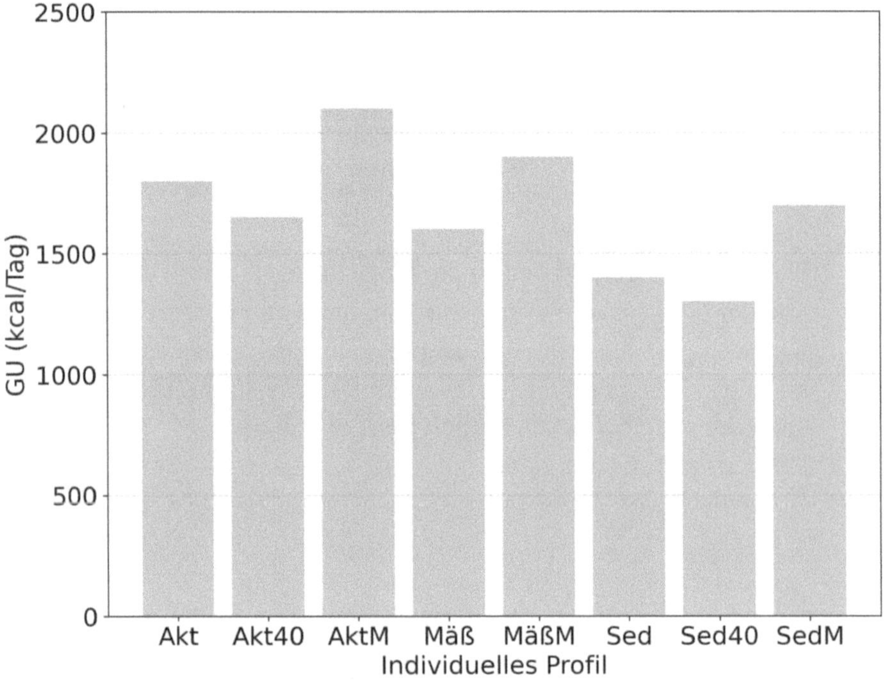

Akt: Aktiv, 25 Jahre, Weiblich

Akt40: Aktiv, 40 Jahre, Weiblich

AktM: Aktiv, 25 Jahre, Männlich

Mäß: Mäßig Aktiv, 25 Jahre, Weiblich

MäßM: Mäßig Aktiv, 25 Jahre, Männlich

Sed: Sitzend, 25 Jahre, Weiblich

Sed40: Sitzend, 40 Jahre, Weiblich

SedM: Sitzend, 25 Jahre, Männlich

Diese Grafik veranschaulicht die Variabilität des Grundumsatzes (GU) bei verschiedenen Personen. Faktoren wie Alter, Aktivitätsniveau und Muskelmasse beeinflussen den GU maßgeblich. Personen mit höherem GU verbrennen in Ruhe mehr Kalorien. Das Verständnis des eigenen GU kann für die Anpassung von Ernährungs- und Trainingsplänen für ein effektives Gewichtsmanagement vorteilhaft sein.

Konkrete Ratschläge

- Verfolgen Sie Ihre Nahrungsmittel über eine Woche hinweg detailliert, um Muster in Ihrem Essverhalten und deren Auswirkungen auf Ihr Energielevel zu erkennen.
- Führen Sie ein Stoffwechsel-Tagebuch, in dem Sie neben Ihrer Ernährung auch Ihre Stimmung, Ihr Schlafverhalten und Ihre körperliche Aktivität dokumentieren, um Zusammenhänge zu entdecken.
- Recherchieren Sie die spezifischen Nährstoffbedürfnisse Ihres Körpers basierend auf Alter, Geschlecht und Aktivitätsniveau, um Ihre Ernährung gezielter zu gestalten.
- Besuchen Sie einen Workshop oder ein Seminar zum Thema Stoffwechsel, um Ihr Wissen zu vertiefen und von Experten zu lernen.
- Tauschen Sie sich mit einem Ernährungsberater oder einem Arzt über Ihre individuellen Stoffwechselbesonderheiten aus und lassen Sie sich beraten.
- Bereiten Sie Ihre Mahlzeiten selbst zu, um die Kontrolle über die verwendeten Zutaten und deren Qualität zu behalten.
- Experimentieren Sie mit Gewürzen und Kräutern, die den Stoffwechsel anregen können, wie Ingwer, Chili oder Kurkuma.
- Integrieren Sie regelmäßige Saunagänge oder Wechselduschen in Ihre Routine, um die Durchblutung zu fördern und den Stoffwechsel anzuregen.
- Setzen Sie sich realistische Ziele für Ihre Stoffwechselkur und belohnen Sie sich für erreichte Meilensteine, um Ihre Motivation zu erhalten.
- Konzentrieren Sie sich auf die positiven Veränderungen, die Sie durch das Verstehen Ihres Stoffwechsels erreichen und feiern Sie Ihre Erfolge.

1. 3 Ablauf der 30-Tage-Kur

Der Ablauf der 30-Tage-Stoffwechselkur gliedert sich in drei Phasen: Vorbereitung, Hauptphase und Stabilisierung. Jede Phase stellt spezifische Anforderungen an die Ernährung und birgt eigene Herausforderungen, wie die Anpassung des Stoffwechsels oder die Vermeidung des Jo-Jo-Effekts. Ein detailliertes Verständnis jedes einzelnen Schrittes ist entscheidend für den Erfolg und das langfristige Wohlbefinden. Bereiten Sie sich optimal vor und meistern Sie die 30-Tage-Stoffwechselkur!

Der Erfolg einer Stoffwechselkur liegt nicht nur in der aktiven Kurphase, sondern maßgeblich in der gründlichen Vorbereitung und der langfristigen Stabilisierung durch angepasste Ernährung und Bewegung.

Vorbereitungsphase

Die Vorbereitungsphase einer 30-Tage-Stoffwechselkur ohne HCG legt den Grundstein für den Erfolg und minimiert mögliche Schwierigkeiten während der strengeren Kurphasen. Diese Phase dient der Entlastung des Stoffwechsels und der Gewöhnung an neue Ernährungsgewohnheiten. Ein sanfter Übergang reduziert Heißhunger und erleichtert die Umstellung. In der Vorbereitungsphase konzentrieren wir uns auf den Abbau von ungesunden Lebensmitteln und die Integration nährstoffreicher Alternativen. Verzichten Sie schrittweise auf stark verarbeitete Lebensmittel, raffinierten Zucker, künstliche Süßstoffe und gesättigte Fettsäuren. Beobachten Sie dabei Ihre Reaktionen, um individuell auftretende Schwierigkeiten frühzeitig zu erkennen. Ein typischer Tag in der Vorbereitungsphase könnte mit einem Frühstück aus Naturjoghurt mit Beeren und Nüssen starten. Mittags eignet sich ein Salat mit gegrilltem Fisch oder Hähnchenbrust, während abends gedünstetes Gemüse mit magerem Fleisch eine gute Wahl darstellt. Achten Sie darauf, ausreichend Flüssigkeit zu sich zu nehmen, idealerweise Wasser oder ungesüßte Kräutertees. Zwei bis drei Liter pro Tag unterstützen die Ausscheidung von Stoffwechselprodukten. Parallel dazu beginnen Sie, Ihre sportlichen Aktivitäten zu steigern oder integrieren Sie regelmäßige Bewegung in Ihren Alltag, falls bisher nicht vorhanden. Schon tägliche Spaziergänge von 30 Minuten fördern die Fettverbrennung und verbessern das allgemeine Wohlbefinden. Die Vorbereitungsphase ist auch der richtige Zeitpunkt, um Ihre Küche zu entrümpeln. Entfernen Sie alle Lebensmittel, die während der Kur nicht erlaubt sind. So minimieren Sie die Gefahr von "Ausrutschern" und stärken Ihre Willenskraft. Erstellen Sie Einkaufslisten für die Vorbereitungsphase und die folgenden Kurphasen. Das spart Zeit und verhindert Spontankäufe. Nutzen Sie diese Zeit auch, um sich über erlaubte Lebensmittel, Rezepte und Zubereitungsmöglichkeiten zu informieren. Je besser Sie vorbereitet sind, desto leichter fällt Ihnen die Umstellung. Ein weiterer wichtiger Aspekt der Vorbereitung ist die mentale Einstellung. Analysieren Sie Ihre Essgewohnheiten und identifizieren Sie mögliche Schwachstellen. Führen Sie unter anderem ein Ernährungstagebuch, um sich Ihrer Essmuster bewusst zu werden. Dies hilft Ihnen, ungünstige Gewohnheiten zu erkennen und gezielt zu verändern. Setzen Sie sich realistische Ziele und visualisieren Sie Ihren Erfolg. Eine positive Einstellung stärkt Ihre Motivation und erhöht die Wahrscheinlichkeit, die Kur erfolgreich abzuschließen. Die Dauer der Vorbereitungsphase variiert individuell und richtet sich nach Ihren Essgewohnheiten und Ihrem Stoffwechsel. In der Regel empfiehlt sich eine Dauer von drei bis sieben Tagen. Hören Sie auf Ihren Körper und passen Sie die Dauer gegebenenfalls an. Wenn Sie sich nach drei Tagen bereit fühlen, können Sie mit der nächsten Phase beginnen. Sollten Sie jedoch das Gefühl haben, mehr Zeit zu benötigen, verlängern Sie die Vorbereitungsphase um einige Tage.

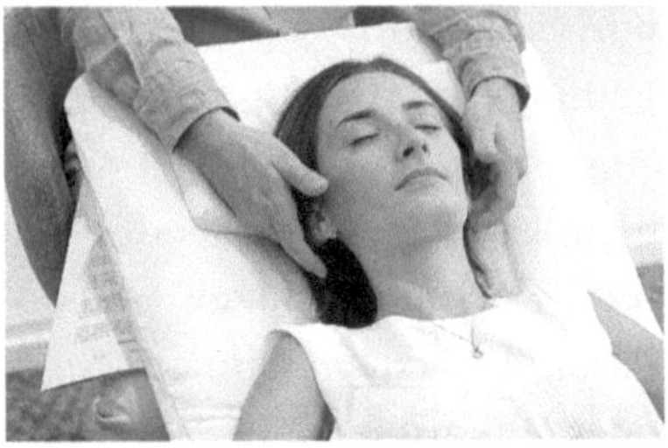

Entspannungstechniken [i9]

Die Vorbereitungsphase ist entscheidend für den Erfolg der gesamten Stoffwechselkur. Nutzen Sie diese Zeit, um sich optimal vorzubereiten und die Weichen für eine erfolgreiche Kur zu stellen. Eine gründliche Vorbereitung erleichtert die Umstellung auf die strengen Kurphasen und erhöht die Wahrscheinlichkeit, Ihr Wunschgewicht zu erreichen und langfristig zu halten. Informieren Sie sich ausführlich über die einzelnen Phasen der Kur und erstellen Sie einen detaillierten Plan. So können Sie sicher sein, dass Sie optimal vorbereitet sind und die bestmöglichen Ergebnisse erzielen. Integrieren Sie auch Entspannungstechniken wie Yoga oder Meditation in Ihren Alltag, um Stress zu reduzieren und Ihr Wohlbefinden zu steigern. Ein ausgeglichener Lebenswandel unterstützt den Erfolg der Kur und trägt zu einer langfristigen Gewichtskontrolle bei.

Gut zu wissen

Entspannungstechniken

Entspannungstechniken wie Yoga oder Meditation helfen, Stress abzubauen und das Wohlbefinden zu steigern. Stress kann den Stoffwechsel negativ beeinflussen und den Erfolg der Kur beeinträchtigen.

Ernährungstagebuch

Ein Ernährungstagebuch dient dazu, die eigenen Essgewohnheiten zu dokumentieren und zu analysieren. Es hilft, Auslöser für ungesundes Essverhalten zu identifizieren und die Ernährung bewusst zu steuern.

Gesättigte Fettsäuren

Gesättigte Fettsäuren sollten in der Vorbereitungsphase reduziert werden, um den Körper auf die Fettverbrennung vorzubereiten und die Aufnahme von gesünderen Fetten zu fördern.

Mentale Einstellung

Die mentale Einstellung spielt eine entscheidende Rolle für den Erfolg der Stoffwechselkur. Eine positive Einstellung, realistische Ziele und Selbstreflexion unterstützen die Motivation und das Durchhaltevermögen.

Stoffwechselprodukte

Stoffwechselprodukte sind Abfallstoffe, die beim Verarbeiten von Nährstoffen entstehen. Ausreichende Flüssigkeitszufuhr ist wichtig, um diese Abfallprodukte aus dem Körper zu schwemmen.

30-Tage-Stoffwechsel-Reset-Programm - Vorbereitungsphase

Geschätzter Zeitaufwand für die Vorbereitungsphase

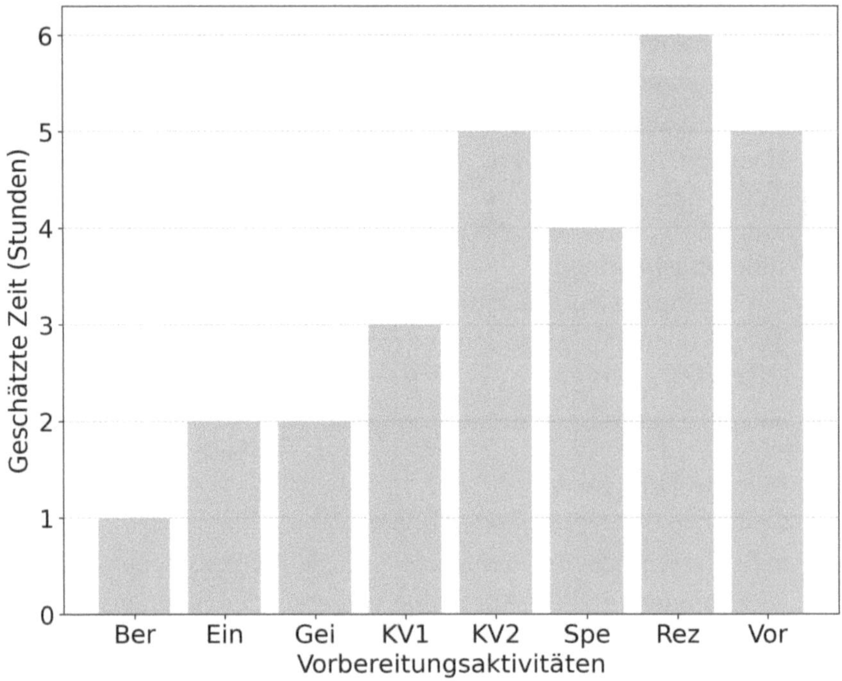

Ber: Beratungen (Optional)

Ein: Einkaufen

Gei: Geisteshaltung und Unterstützung

KV1: Küchenvorbereitung (Woche 1)

KV2: Küchenvorbereitung (Woche 2)

Rez: Rezeptauswahl

Spe: Speisekammer Überholung

Vor: Vorrecherche und Lernen

Die Vorbereitungsphase betont schrittweise Ernährungsanpassungen und Lebensstiländerungen. Der anfängliche Fokus auf die Speisekammerüberholung und Rezeptauswahl deutet auf eine erhebliche Zeitinvestition zu Beginn hin. Im Laufe der Woche nimmt die Zeit für Mahlzeitenvorbereitung zu, während die Recherche abnimmt, was auf eine Verlagerung zur praktischen Anwendung hinweist. Die konstante Zeiteinteilung für Geisteshaltung und Unterstützung unterstreicht die Bedeutung der mentalen Vorbereitung während der Vorbereitungsphase.

Hauptphase der Stoffwechselumstellung

Die Hauptphase der 30-Tage-Stoffwechselkur ohne HCG stellt den Kern der Umstellung dar und fokussiert sich auf die Reduktion der Kalorienzufuhr. Diese Phase zielt darauf ab, den Stoffwechsel anzuregen und die Fettverbrennung zu maximieren. Die Ernährung besteht primär aus proteinreichen Lebensmitteln, kombiniert mit einer begrenzten Auswahl an Obst, Gemüse und gesunden Fetten. Ein verringerter Kohlenhydratanteil unterstützt den Körper dabei, auf die Fettreserven als Energiequelle zurückzugreifen. Die genaue Zusammensetzung und Kalorienmenge des Speiseplans sollten individuell angepasst werden, berücksichtigen Sie dabei Faktoren wie Alter, Aktivitätslevel und Gesundheitszustand. Durch die konsequente Einhaltung des Ernährungsplans in dieser Phase soll der Körper effektiv Fett abbauen. Begleitend empfiehlt sich die Zufuhr von ausreichend Flüssigkeit, vorzugsweise Wasser oder ungesüßte Tees. Dies unterstützt die Ausscheidung von Stoffwechselendprodukten und trägt zum allgemeinen Wohlbefinden bei. Ein Beispiel für eine proteinreiche Mahlzeit in dieser Phase wäre gegrilltes Hähnchenbrustfilet mit gedünstetem Brokkoli und einem kleinen Anteil an ungesättigten Fettsäuren, etwa durch einen Löffel Olivenöl.

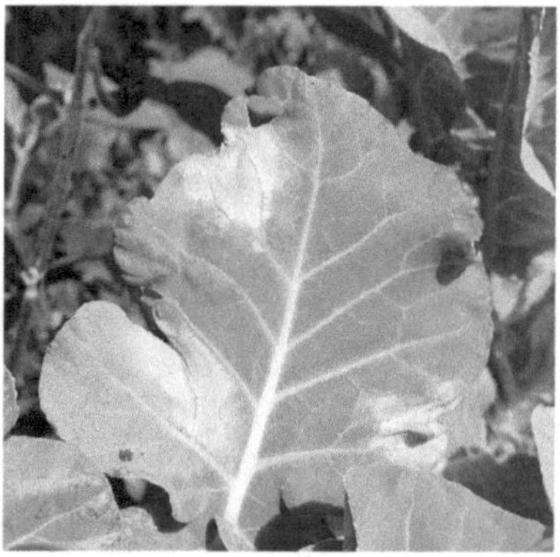

Brokkoli [i10]

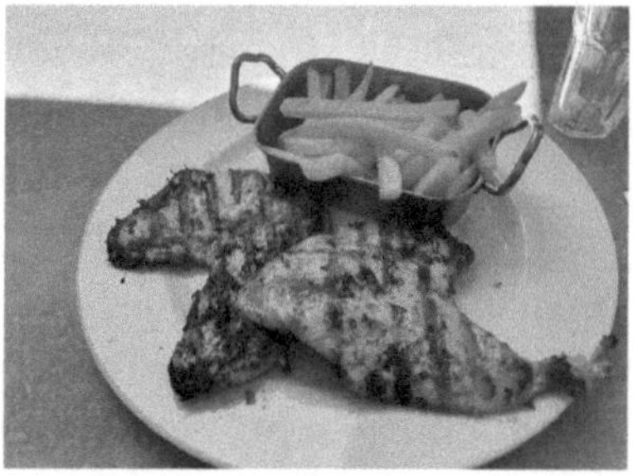

Hähnchenbrustfilet [i11]

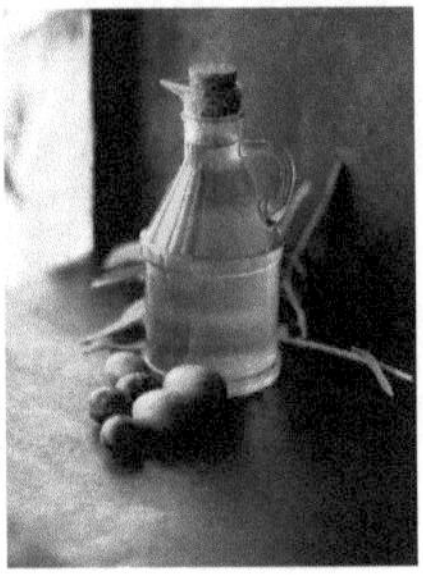

Olivenöl [i12]

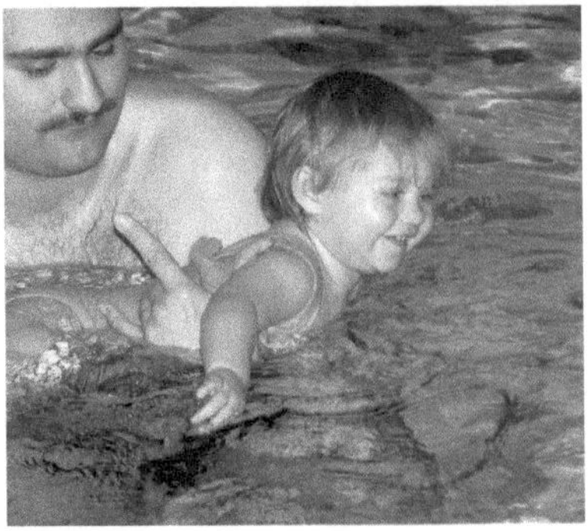

Schwimmen [i14]

Zusätzlich zur angepassten Ernährung spielt regelmäßige körperliche Aktivität eine wichtige Rolle. Sport unterstützt nicht nur den Fettabbau, sondern fördert auch den Muskelaufbau und verbessert die Stoffwechselaktivität. Wählen Sie Aktivitäten, die Ihnen Spaß machen und die Sie gut in Ihren Alltag integrieren können. Dies können beispielsweise tägliche Spaziergänge, Fahrradfahren, Schwimmen oder Krafttraining sein. Achten Sie darauf, die Intensität und Dauer des Trainings langsam zu steigern, um Überlastungen zu vermeiden. Während der Hauptphase können unterschiedliche körperliche Reaktionen auftreten. Dazu gehören unter anderem ein verstärktes Hungergefühl, Müdigkeit, Kopfschmerzen oder Verdauungsprobleme. Diese Symptome sind meist vorübergehend und klingen in der Regel nach wenigen Tagen ab. Sollten die Beschwerden anhalten oder sich verstärken, konsultieren Sie einen Arzt oder Ernährungsberater. Eine ausreichende Zufuhr an Flüssigkeit und eine ausgewogene Nährstoffversorgung können dazu beitragen, die Symptome zu lindern. Dokumentieren Sie Ihre Erfahrungen und Beobachtungen in einem Tagebuch, um Ihren Fortschritt zu verfolgen und gegebenenfalls

Anpassungen an Ihrem Plan vorzunehmen. Die Hauptphase der Stoffwechselkur erfordert Disziplin und Durchhaltevermögen. Belohnen Sie sich regelmäßig für Ihre Erfolge, jedoch nicht mit Lebensmitteln, die den Kurplan gefährden. Finden Sie alternative Belohnungen, die Ihnen Freude bereiten und Ihre Motivation stärken, wie zum Beispiel ein entspannendes Bad, ein neues Buch oder ein Kinobesuch. Die Dauer der Hauptphase variiert je nach individuellen Zielen und dem gewünschten Gewichtsverlust. In der Regel empfiehlt sich eine Dauer von zwei bis drei Wochen. Verlängern Sie die Hauptphase nicht über den empfohlenen Zeitraum hinaus, ohne ärztlichen Rat einzuholen. Eine zu lange Dauer der kalorienreduzierten Phase kann negative Auswirkungen auf den Stoffwechsel und die Gesundheit haben. Nach Abschluss der Hauptphase folgt die Stabilisierungsphase, die dazu dient, den erreichten Gewichtsverlust langfristig zu sichern und den Stoffwechsel wieder an eine normale Kalorienzufuhr zu gewöhnen. Die Hauptphase ist ein entscheidender Schritt auf dem Weg zu Ihrem Wunschgewicht und legt den Grundstein für eine gesunde und nachhaltige Lebensweise. Nutzen Sie diese Zeit, um Ihre Ernährungsgewohnheiten langfristig zu verändern und ein neues Körpergefühl zu entwickeln.

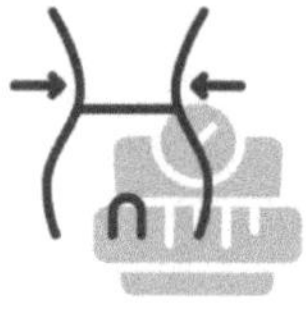

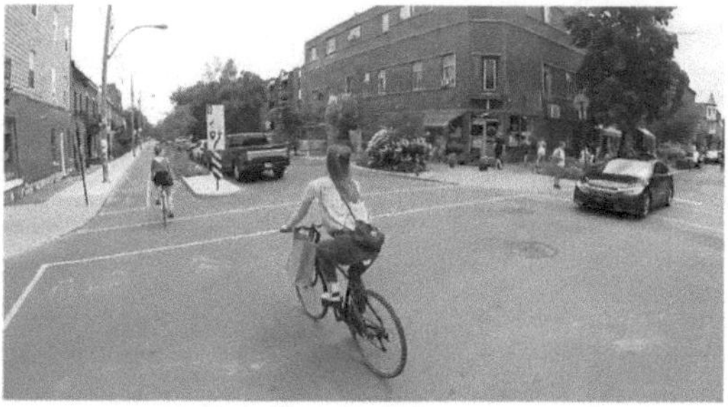

Fahrrad [i13]

Gut zu wissen

Kohlenhydrate
Nährstoffe, die dem Körper schnell Energie liefern. In der Stoffwechselkur wird die Zufuhr von Kohlenhydraten reduziert, um die Fettverbrennung zu fördern.

Stoffwechselaktivität
Die Geschwindigkeit, mit der der Körper Energie verbraucht. Sport und Bewegung fördern die Stoffwechselaktivität.

Stoffwechselendprodukte
Abfallprodukte, die beim Stoffwechsel entstehen und ausgeschieden werden müssen. Ausreichend Flüssigkeit unterstützt die Ausscheidung.

Stoffwechselveränderung während eines 30-Tage-Programms

Intensität, Dauer und Effektivität der Stoffwechselveränderungen während eines 30-Tage-Programms (kein HCG).

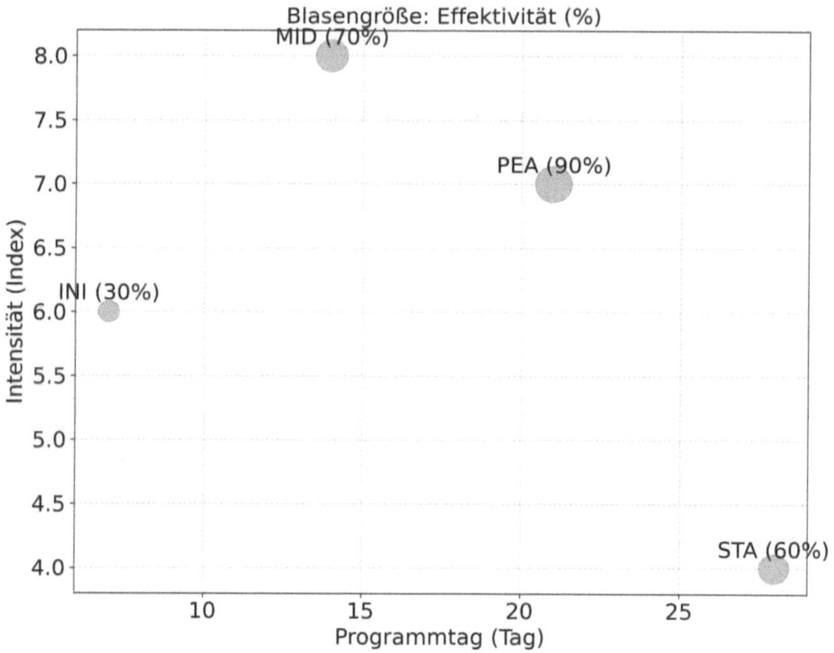

Blasengröße: Effektivität (%)

INI: Anfangsphase

MID: Mittelphase

PEA: Höchstphase

STA: Stabilisierungsphase

Die Grafik visualisiert die Beziehung zwischen Intensität und Effektivität der Stoffwechselveränderung während verschiedener Phasen des 30-Tage-Programms. Größere Blasen zeigen eine höhere Effektivität an. Die Daten deuten darauf hin, dass die Anfangsphase einen schnellen Anstieg der Intensität bei moderater Effektivität zeigt. Im Verlauf des Programms gleicht sich die Intensität aus, während die Effektivität deutlich zunimmt und in der mittleren Phase ihren Höhepunkt erreicht. Die Endphase zeigt einen Rückgang sowohl der Intensität als auch der Effektivität, was auf eine Stabilisierung der Stoffwechselveränderungen hindeutet.

Stabilisierungsphase

Die Stabilisierungsphase schließt die 30-Tage-Stoffwechselkur ohne HCG ab und dient der langfristigen Erhaltung des erreichten Gewichts. Sie ermöglicht dem Organismus, sich schrittweise an eine erhöhte Kalorienzufuhr anzupassen und beugt dem gefürchteten Jo-Jo-Effekt vor. In dieser Phase wird die Kalorienmenge langsam gesteigert, wobei der Fokus weiterhin auf vollwertigen, nährstoffreichen Lebensmitteln liegt. Verarbeitete Produkte, raffinierter Zucker und ungesunde Fette bleiben weiterhin reduziert. Stattdessen bilden weiterhin proteinreiche Nahrungsmittel, Gemüse, Obst und gesunde Fette die Basis der Ernährung. Die schrittweise Erhöhung der Kalorienzufuhr verhindert eine Überforderung des Stoffwechsels und unterstützt den Körper dabei, das neue Gewicht zu stabilisieren. Ein langsames Vorgehen ist ratsam, um den Körper nicht zu überfordern und individuell die richtige Balance zu finden. Beobachten Sie Ihre Körperreaktionen genau und passen Sie die Kalorienzufuhr entsprechend an. Sollten Sie beispielsweise nach einer moderaten Kalorienerhöhung eine Gewichtszunahme feststellen, reduzieren Sie die Menge wieder etwas, bis Sie das optimale Gleichgewicht gefunden haben.

Die Stabilisierungsphase ist auch der ideale Zeitpunkt, um die in der Kur erlernten Ernährungsgewohnheiten zu festigen und in den Alltag zu integrieren. Achten Sie weiterhin auf regelmäßige Mahlzeiten und eine ausreichende Flüssigkeitszufuhr. Integrieren Sie weiterhin ausreichend Bewegung in Ihren Tagesablauf. Sportliche Aktivitäten unterstützen nicht nur die Gewichtskontrolle, sondern fördern auch das allgemeine Wohlbefinden und tragen zum Erhalt der Muskelmasse bei. Finden Sie Sportarten, die Ihnen Spaß

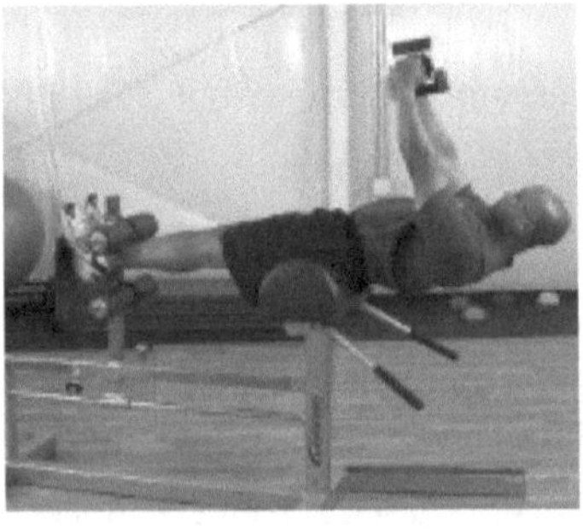

Krafttraining [i15]

machen und integrieren Sie diese fest in Ihren Wochenplan. Das können unter anderem Schwimmen, Yoga, Tanzen oder Krafttraining sein. Die Dauer der Stabilisierungsphase ist individuell und richtet sich nach dem erreichten Gewichtsverlust und den persönlichen Bedürfnissen. In der Regel empfiehlt sich eine Dauer von mindestens vier Wochen, idealerweise jedoch mehrere Monate. Je länger die Stabilisierungsphase dauert, desto besser kann sich der Körper an das neue Gewicht gewöhnen und desto geringer ist das Risiko eines Jo-Jo-Effekts. Während dieser Phase ist es wichtig, weiterhin auf die Signale des Körpers zu achten und die Ernährung gegebenenfalls anzupassen. Ein ernaehrungstagebuch kann hilfreich sein, um die aufgenommenen Kalorien und die Körperreaktionen zu dokumentieren und so die optimale Ernährungsweise zu finden. Die Stabilisierungsphase ist nicht nur die letzte Phase der 30-Tage-Stoffwechselkur, sondern der Beginn einer langfristigen Ernährungsumstellung. Sie bietet die Chance, gesunde Gewohnheiten zu etablieren und ein neues Körperbewusstsein zu entwickeln. Nutzen Sie diese Phase, um Ihre Ernährung nachhaltig zu optimieren und Ihr Wohlbefinden langfristig zu steigern. Eine ausgewogene Ernährung in Kombination mit regelmäßiger Bewegung bildet die Grundlage für ein gesundes und aktives Leben. Durch die Integration der gelernten Prinzipien in Ihren Alltag sichern Sie den Erfolg der Kur und beugen zukünftigen

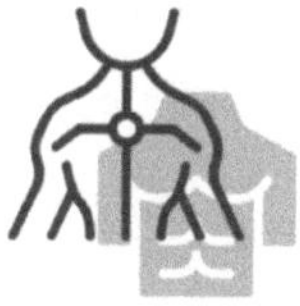

Gewichtsproblemen vor. Achten Sie auch auf ausreichend Schlaf und bauen Sie regelmäßige Entspannungsphasen in Ihren Alltag ein. Stress kann den Hormonhaushalt beeinflussen und dadurch die Gewichtskontrolle erschweren. Entspannungstechniken wie Meditation oder progressive Muskelentspannung können helfen, Stress abzubauen und das innere Gleichgewicht wiederherzustellen. Die Stabilisierungsphase ist somit nicht nur der Abschluss einer Kur, sondern der Beginn eines gesunden und ausgeglichenen Lebensstils. Betrachten Sie diese Phase als Investition in Ihre Gesundheit und Ihr Wohlbefinden. Genießen Sie den Prozess und feiern Sie Ihre Erfolge. Sie haben es geschafft, Ihr

Wunschgewicht zu erreichen. Jetzt liegt es an Ihnen, dieses langfristig zu halten und ein gesundes und glückliches Leben zu führen.

Gut zu wissen

Jo-Jo-Effekt

Beschreibt den ungewollten Wiederanstieg des Gewichts nach einer Diät, oft sogar über das Ausgangsgewicht hinaus, weil der Stoffwechsel sich verlangsamt hat und der Körper versucht, die verlorenen Reserven wieder aufzubauen.

Stoffwechsel

Bezeichnet alle biochemischen Vorgänge im Körper, die der Energiegewinnung, dem Aufbau und Abbau von Stoffen und der Aufrechterhaltung der Körperfunktionen dienen. Ein gut funktionierender Stoffwechsel ist entscheidend für eine erfolgreiche Gewichtskontrolle.

Stabilisierungsphase Fortschritt

Simulierte Stoffwechselstabilisierung über 30 Tage nach der Diät.

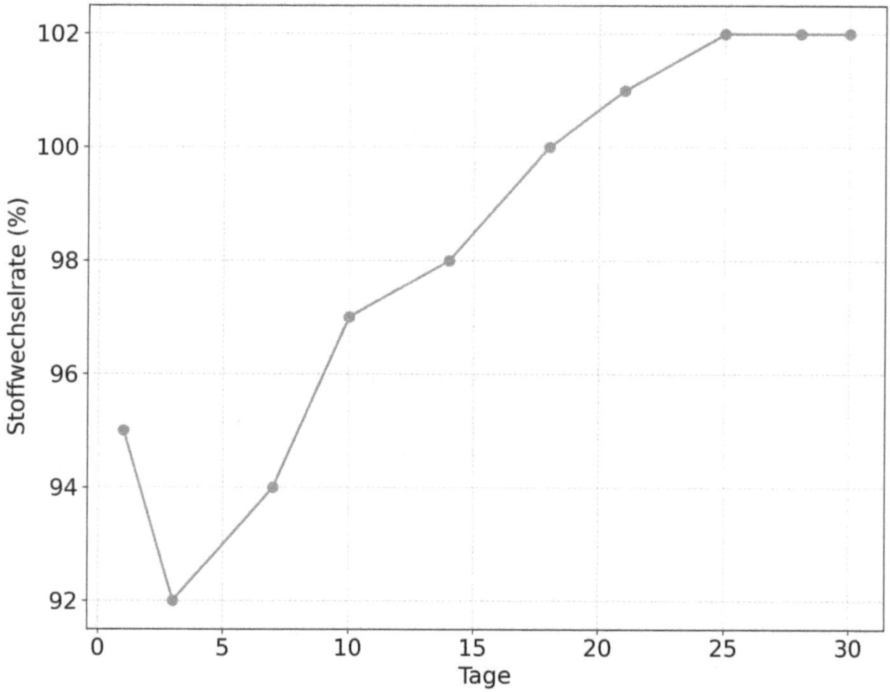

Der Graph zeigt einen allmählichen Anstieg der Stoffwechselrate nach einem anfänglichen Abfall, was darauf hindeutet, dass sich der Körper auf eine neue Baseline einstellt. Die Stabilisierung gegen Ende deutet auf eine erfolgreiche Stoffwechselanpassung nach der Diät hin.

Konkrete Ratschläge

- Planen Sie für jede Kurphase feste Essenszeiten ein, um Ihren Stoffwechsel zu rhythmisieren.
- Richten Sie Ihren Fokus in der Vorbereitungsphase auf das Entdecken neuer Geschmackserlebnisse mit gesunden Lebensmitteln.
- Nutzen Sie die Vorbereitungsphase, um Ihre Küchenutensilien für die Kur zu optimieren, beispielsweise durch den Kauf eines Dampfgarers.
- Kreieren Sie während der Vorbereitungsphase Ihr persönliches „Notfall-Rezept“ für Momente starken Heißhungers.
- Steigern Sie in der Hauptphase Ihre Flüssigkeitszufuhr durch selbstgemachte Gemüsebrühen, um wichtige Mineralstoffe zu ergänzen.
- Verwenden Sie in der Hauptphase aromatische Gewürze, um den Geschmack der proteinreichen Mahlzeiten zu intensivieren.
- Integrieren Sie in der Stabilisierungsphase schrittweise wieder Lebensmittel, die Sie in der Hauptphase vermisst haben und beobachten Sie die Reaktion Ihres Körpers.
- Entwickeln Sie in der Stabilisierungsphase neue, gesunde Lieblingsrezepte, die Sie dauerhaft in Ihren Speiseplan aufnehmen können.
- Feiern Sie den Abschluss jeder Kurphase mit einer nicht-essbaren Belohnung, wie einem Ausflug oder einem neuen Kleidungsstück.
- Reflektieren Sie nach der Kur Ihre Erfahrungen und notieren Sie Ihre persönlichen Erfolgsstrategien für die Zukunft.
- Erstellen Sie einen individuellen Ernährungsplan für die Zeit nach der Kur, der Ihre neu gewonnenen Erkenntnisse berücksichtigt.

Rückblick - 1. Grundlagen der Stoffwechselkur

Eine erfolgreiche Stoffwechselkur ohne HCG basiert auf dem Verständnis der körpereigenen Regulationsmechanismen und deren nachhaltiger Beeinflussung. Anstatt auf externe Hormone zu setzen, aktivieren Sie Ihren Stoffwechsel durch natürliche Methoden wie angepasste Ernährung, Bewegung und einen achtsamen Umgang mit Ihrem Körper. Der Weg zu einem optimierten Stoffwechsel erfordert zwar Disziplin und Engagement, doch die langfristigen Vorteile für Ihre Gesundheit und Ihr Wohlbefinden sind die Mühe wert. Beginnen Sie Ihre Reise mit einer gründlichen Analyse Ihrer aktuellen Essgewohnheiten und identifizieren Sie potenzielle Herausforderungen. Ein Ernährungstagebuch kann Ihnen dabei helfen, Ihre Essmuster zu verstehen und ungünstige Gewohnheiten zu erkennen.

Die Vorbereitungsphase ist entscheidend für den Erfolg Ihrer Stoffwechselkur. Entlasten Sie Ihren Stoffwechsel schrittweise, indem Sie auf stark verarbeitete Lebensmittel, raffinierten Zucker und ungesunde Fette verzichten. Integrieren Sie stattdessen vollwertige, nährstoffreiche Alternativen wie Gemüse, Obst, mageres Protein und gesunde Fette in Ihren Speiseplan. Beginnen Sie gleichzeitig mit moderater Bewegung, um Ihren Körper auf die kommende Belastung vorzubereiten. Tägliche Spaziergänge, leichtes Joggen oder Yoga sind gute Einstiegspunkte. Nutzen Sie diese Phase auch, um Ihre Küche von verlockenden, ungesunden Lebensmitteln zu befreien und sich mit leckeren, kurkonformen Rezepten vertraut zu machen. Die mentale Vorbereitung ist ebenso wichtig: Setzen Sie sich realistische Ziele, visualisieren Sie Ihren Erfolg und entwickeln Sie Strategien zur Bewältigung von Heißhungerattacken. Entspannungstechniken wie Meditation oder Atemübungen können Ihnen helfen, Stress abzubauen und Ihre Willenskraft zu stärken.

In der Hauptphase reduzieren Sie Ihre Kalorienzufuhr, um die Fettverbrennung zu maximieren. Konzentrieren Sie sich auf proteinreiche Lebensmittel, Gemüse, Obst und eine moderate Menge an gesunden Fetten. Reduzieren Sie Ihren Kohlenhydratanteil, um Ihren Körper in die Fettverbrennung zu zwingen. Passen Sie Ihren Ernährungsplan jedoch individuell an Ihre Bedürfnisse und Ihren Aktivitätslevel an. Steigern Sie Ihre sportlichen Aktivitäten, um den Fettabbau zu beschleunigen und Ihre Muskelmasse zu erhalten. Krafttraining in Kombination mit Ausdauersport ist eine effektive Strategie. Seien Sie auf mögliche Nebenwirkungen wie Hungergefühl, Müdigkeit oder Kopfschmerzen vorbereitet. Diese sind meist vorübergehend und klingen nach einigen Tagen ab. Sollten die Beschwerden anhalten, suchen Sie Rat bei einem Arzt oder Ernährungsberater. Belohnen Sie sich regelmäßig für Ihre Erfolge, aber wählen Sie Belohnungen, die Ihren Fortschritt nicht gefährden.

Die Stabilisierungsphase ist der Schlüssel zur langfristigen Gewichtserhaltung. Erhöhen Sie Ihre Kalorienzufuhr langsam und schrittweise, um Ihren Stoffwechsel nicht zu überfordern und den Jo-Jo-Effekt zu vermeiden. Behalten Sie Ihre gesunden Ernährungsgewohnheiten bei und integrieren Sie regelmäßige Bewegung in Ihren Alltag. Dokumentieren Sie Ihre Fortschritte und passen Sie Ihre Ernährung gegebenenfalls an. Die Stabilisierungsphase ist der Beginn einer langfristigen Lebensstiländerung. Betrachten Sie sie als Chance, ein neues Körperbewusstsein zu entwickeln und Ihre Gesundheit nachhaltig zu verbessern.

Ein optimierter Stoffwechsel ist ein Geschenk an sich selbst. Es ist eine Investition in Ihre Gesundheit, Ihr Wohlbefinden und Ihre Lebensqualität. Bleiben Sie dran, auch wenn es manchmal schwierig wird. Feiern Sie Ihre Erfolge und lernen Sie aus Rückschlägen. Sie haben die Macht, Ihren Stoffwechsel positiv zu beeinflussen und Ihre Ziele zu erreichen.

2. Ernährungskonzept

Haben Sie sich jemals gefragt, warum manche Menschen trotz strenger Diäten kaum Gewicht verlieren, während andere scheinbar mühelos abnehmen? Der Schlüssel liegt nicht in der Menge der Kalorien, sondern in der Art und Weise, wie unser Körper Nahrung verarbeitet. Ein durchdachtes Ernährungskonzept aktiviert die natürlichen Stoffwechselprozesse und bringt den Organismus dazu, gespeicherte Fettreserven als Energiequelle zu nutzen. Die richtige Lebensmittelauswahl und der optimale Zeitpunkt der Mahlzeiten spielen dabei eine entscheidende Rolle. In diesem Kapitel erfahren Sie, wie Sie Ihren Stoffwechsel durch gezielte Ernährung in eine echte Fettverbrennungsmaschine verwandeln.

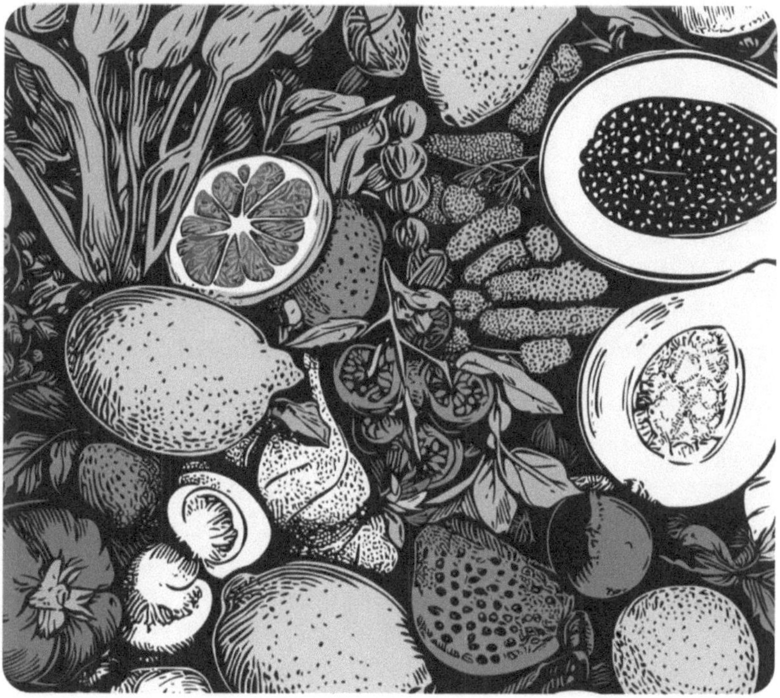

2. 1 Stoffwechselgerechte Mahlzeiten

Stoffwechselgerechte Mahlzeiten sind der Schlüssel zu einer erfolgreichen Stoffwechselkur. Die richtige Nährstoffverteilung, der optimale Mahlzeitenrhythmus und angepasste Portionsgrößen beeinflussen den Blutzuckerspiegel, das Sättigungsgefühl und die Fettverbrennung. Eine unausgewogene Ernährung oder unregelmäßige Essenszeiten können den Stoffwechsel beeinträchtigen und den Erfolg der Kur gefährden. Entdecken Sie, wie Sie Ihre Mahlzeiten gestalten, um Ihren Stoffwechsel optimal zu unterstützen und Ihre Ziele zu erreichen.

Stoffwechselgerechte Mahlzeiten basieren auf dem optimalen Zusammenspiel von Nährstoffverteilung, Mahlzeitenrhythmus und Portionsgrößen.

Nährstoffverteilung

Nährstoffverteilung im Rahmen einer stoffwechselgerechten Ernährung ohne HCG zielt auf eine optimale Versorgung des Körpers mit allen notwendigen Nährstoffen ab, um Stoffwechselfunktionen zu unterstützen und das Wohlbefinden zu fördern [s18]. Dabei geht es nicht nur um die *Menge* der zugeführten Makronährstoffe – Kohlenhydrate, Fette und Proteine –, sondern insbesondere um deren prozentuale *Verteilung* über den Tag. Eine individuell angepasste Verteilung kann den Blutzuckerspiegel stabilisieren und die Insulinempfindlichkeit verbessern [s18]. Ein stabiler Blutzuckerspiegel vermeidet Heißhungerattacken und trägt so zum Gewichtsmanagement bei. Auch die Verteilung der Proteinzufuhr über den Tag kann relevant sein. So kann eine ausreichende Proteinmenge pro Mahlzeit, etwa 35 Gramm, die Muskelproteinsynthese bei älteren Menschen fördern [s19]. Dies ist besonders wichtig, um mit zunehmendem Alter Muskelmasse und -funktion zu erhalten. Neben der optimalen Verteilung der Makronährstoffe spielt auch die Versorgung mit Mikronährstoffen eine wichtige Rolle für den Stoffwechsel und die Gesundheit [s18]. Mikronährstoffe, wie Vitamine und Mineralstoffe, sind an zahlreichen Stoffwechselprozessen beteiligt und unterstützen die Körperfunktionen. Die gezielte Nährstoffverteilung ist somit ein wichtiger Baustein für langfristige gesundheitliche Vorteile [s18]. Eine proteinreiche Ernährung kann beispielsweise durch den gezielten Verkonsum von proteinreichen Lebensmitteln wie Fisch, Fleisch, Eiern, Hülsenfrüchten und Milchprodukten erreicht werden. Dabei ist es ratsam, die Proteinzufuhr gleichmäßig über den Tag zu verteilen, um die Muskelproteinsynthese optimal zu unterstützen und den Sättigungseffekt zu nutzen [s20]. Die Qualität des Proteins ist ebenfalls relevant. So können pflanzliche Proteine, wenn sie in Kombination konsumiert werden, eine ausgewogene Aminosäurezusammensetzung gewährleisten [s20]. Die richtige

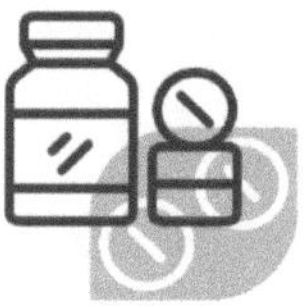

Nährstoffverteilung unterstützt nicht nur die Gewichtsregulation, sondern trägt auch zur allgemeinen Gesundheit und zum Wohlbefinden bei.

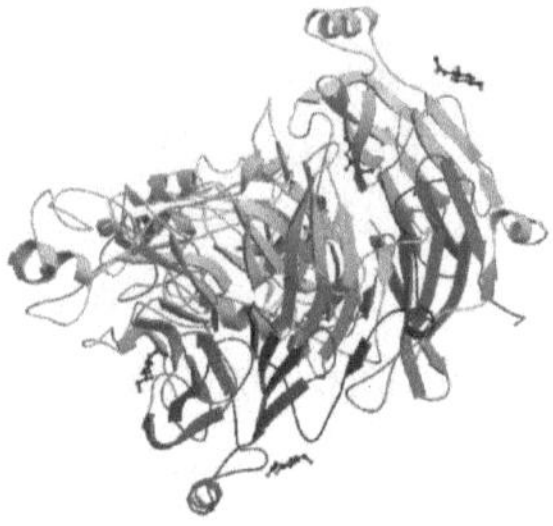

Protein [i16]

Gut zu wissen

Aminosäurezusammensetzung

Die Aminosäurezusammensetzung beschreibt die verschiedenen Arten und Mengen an Aminosäuren in einem Protein. Eine ausgewogene Aminosäurezusammensetzung ist wichtig für den Körper, um alle notwendigen Proteine bilden zu können, insbesondere während einer Stoffwechselkur ohne HCG, um den Muskelaufbau und andere Körperfunktionen zu unterstützen.

Insulinempfindlichkeit

Die Insulinempfindlichkeit beschreibt, wie gut die Körperzellen auf das Hormon Insulin reagieren, das den Blutzuckerspiegel reguliert. Eine verbesserte Insulinempfindlichkeit kann durch eine angepasste Nährstoffverteilung im Rahmen einer Stoffwechselkur ohne HCG erreicht werden und hilft, Heißhungerattacken zu vermeiden und den Stoffwechsel zu optimieren.

Makronährstoffverteilung für Stoffwechselmahlzeiten

Ideales Makronährstoffverhältnis für eine Stoffwechseldiät.

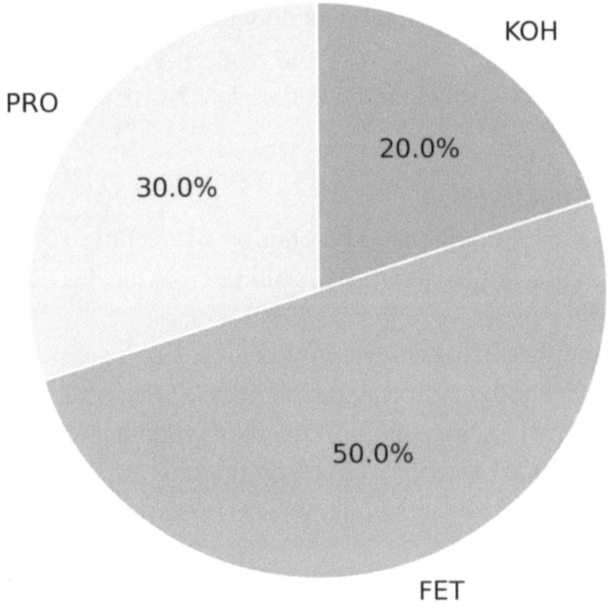

- FET: Fett (Gesunde Fette)
- KOH: Kohlenhydrate (Niedrig-Kohlenhydrat)
- PRO: Protein (Mageres Protein)

Diese Grafik zeigt eine ausgewogene Makronährstoffverteilung mit Betonung auf gesunde Fette für Sättigung und Energie, moderatem Protein für die Muskelerhaltung und niedrigen Kohlenhydraten zur Unterstützung der Stoffwechselprozesse. Dieses Verhältnis ist darauf ausgelegt, die Fettverbrennung zu fördern und den Blutzuckerspiegel zu stabilisieren.

Mahlzeitenrhythmus

Der Mahlzeitenrhythmus, also die zeitliche Struktur der Nahrungsaufnahme, beeinflusst verschiedene Stoffwechselprozesse und Hormonspiegel. Hormone wie Ghrelin und Leptin, die den Appetit regulieren, reagieren auf die gewohnten Essenszeiten. So steigt der Ghrelinspiegel, der das Hungergefühl auslöst, vor den üblichen Mahlzeiten an und signalisiert dem Körper die bevorstehende Nahrungsaufnahme [s21]. Dieser Anstieg erfolgt nicht nur aufgrund eines physiologischen Bedarfs, sondern auch durch erlernte Muster. Ein konsistenter Mahlzeitenrhythmus kann daher dazu beitragen, diese Hungersignale zu regulieren und Heißhungerattacken zu vermeiden. Gleichzeitig beeinflusst der Mahlzeitenrhythmus auch den Schlaf-Wach-Rhythmus und die damit verbundenen circadianen Rhythmen. Störungen dieses Rhythmus, etwa durch Schlafdefizite oder Nachtmahlzeiten, können zu einer Dysregulation appetitregulierender Hormone führen [s21]. Wer nachts isst, riskiert daher nicht nur eine Gewichtszunahme, sondern beeinträchtigt auch seinen Stoffwechsel und erhöht das Risiko für Erkrankungen wie Diabetes [s21]. Neben der Frage, *wann* wir essen, ist auch die *Art* des Essens relevant. intermittierendes_fasten_if, bei dem über einen Zeitraum von zwölf Stunden oder länger keine oder nur wenige Kalorien konsumiert werden, kann positive Effekte auf den Hormonhaushalt und die Körperzusammensetzung haben [s22]. Durch IF werden ähnliche Stoffwechselwege aktiviert wie bei einer Kalorienreduktion, was zu einer verbesserten Fettverbrennung und zum Erhalt der Muskelmasse beitragen kann [s22]. So unterstützt die Umstellung auf die Nutzung von Fettsäuren und Ketonkörpern während des Fastens den Muskelerhalt. Studien deuten darauf hin, dass IF auch hormonelle Vorteile, wie eine Verringerung androgenmarkierter Hormone, bieten kann, insbesondere für Frauen mit PCOS [s23]. Allerdings ist die Forschung zum Mahlzeitenrhythmus und seinen Auswirkungen auf den

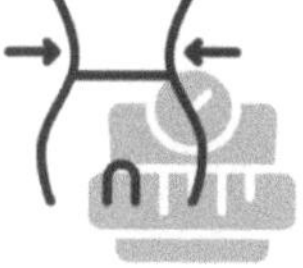

Hormonhaushalt noch nicht abgeschlossen und weitere Untersuchungen sind notwendig [s23]. Ein geregelter Mahlzeitenrhythmus mit ausreichend langen Essenspausen kann also nicht nur das Gewichtsmanagement unterstützen, sondern auch positive Auswirkungen auf die hormonelle Gesundheit und den Stoffwechsel haben. Eine Ernährungsweise mit regelmäßigen Essenszeiten und integrierten Fastenperioden, angepasst an die individuellen Bedürfnisse, kann so zu einem gesünderen Lebensstil beitragen.

Gut zu wissen

Circadiane Rhythmen

Circadiane Rhythmen sind die natürlichen, inneren Prozesse, die im Laufe von etwa 24 Stunden ablaufen und viele Körperfunktionen steuern, darunter auch den Stoffwechsel. Ein geregelter Mahlzeitenrhythmus unterstützt diese Rhythmen und kann so den Stoffwechsel optimieren.

Ghrelin

Ghrelin ist ein Hormon, das im Magen produziert wird und den Appetit anregt. Bei einer Stoffwechselkur ohne HCG spielt es eine Rolle, da es durch regelmäßige Mahlzeiten kontrolliert und Heißhungerattacken vermieden werden können.

Ketonkörper

Ketonkörper sind energiereiche Moleküle, die von der Leber produziert werden, wenn der Körper nicht genügend Glukose aus Kohlenhydraten zur Verfügung hat. Bei einer Stoffwechselkur ohne HCG und intermittierendem Fasten können Ketonkörper als alternative Energiequelle für den Körper und das Gehirn dienen.

PCOS

PCOS steht für Polyzystisches Ovar-Syndrom, eine hormonelle Störung, die bei Frauen im gebärfähigen Alter auftritt. Studien deuten darauf hin, dass intermittierendes Fasten positive Auswirkungen auf den Hormonhaushalt von Frauen mit PCOS haben kann, was für eine Stoffwechselkur ohne HCG relevant sein könnte.

Stoffwechselaktivität im Tagesverlauf

Zeigt die Schwankungen der Stoffwechselaktivität basierend auf den Mahlzeiten.

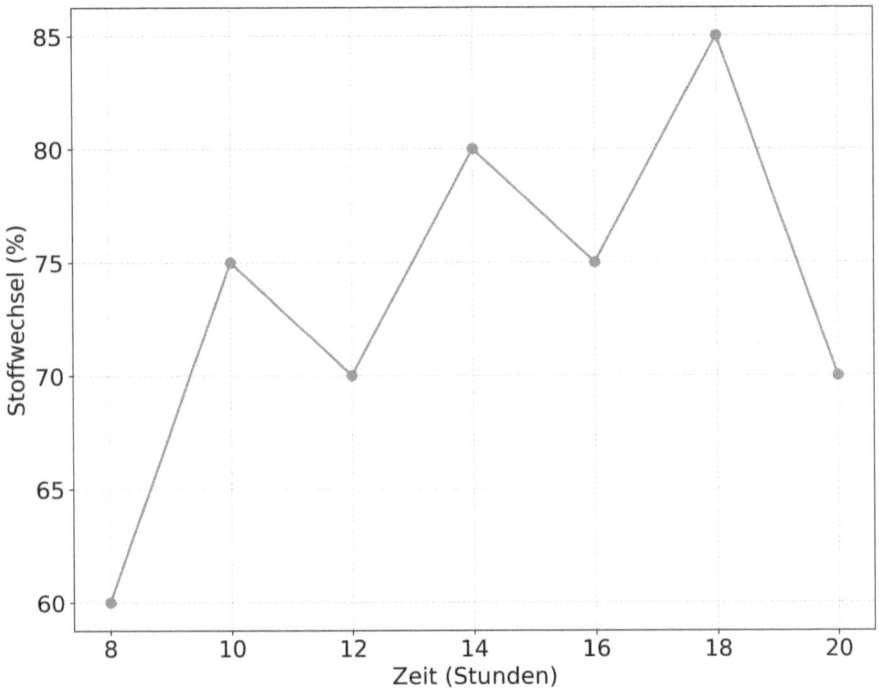

Das Diagramm zeigt ein zyklisches Muster mit Spitzen nach den Mahlzeiten, was auf eine erhöhte Stoffwechselaktivität für die Verdauung hinweist. Regelmäßige Mahlzeiten unterstützen einen konstanten Stoffwechselrhythmus. Die Täler stellen Perioden niedrigerer Stoffwechselaktivität zwischen den Mahlzeiten dar. Die Einhaltung konstanter Essenszeiten kann übermäßige Abfälle verhindern und stabile Energieniveaus fördern.

Portionsgrößen

Portionsgrößen spielen eine entscheidende Rolle für den Erfolg einer stoffwechselgerechten Ernährung ohne HCG. Die richtige Menge an Nahrung beeinflusst direkt die Kalorienzufuhr und damit den Energiehaushalt des Körpers. Zu große Portionen, selbst bei gesunden Lebensmitteln, können zu einer übermäßigen Kalorienaufnahme führen und den Gewichtsverlust behindern. Umgekehrt können zu kleine Portionen zu einem Mangel an essentiellen Nährstoffen führen und den Stoffwechsel negativ beeinflussen. Die optimale Portionsgröße hängt von verschiedenen Faktoren ab, darunter der individuelle Kalorienbedarf, das Aktivitätsniveau und die spezifischen Ziele der Stoffwechselkur. Eine einfache Methode zur Kontrolle der Portionsgrößen ist die Verwendung von kleineren Tellern und Schüsseln. Dies kann dazu beitragen, die Wahrnehmung der gegessenen Menge zu verändern und so die Kalorienaufnahme unbewusst zu reduzieren. Die Zusammensetzung der Mahlzeit beeinflusst ebenfalls das Sättigungsgefühl und damit die Portionskontrolle. Eine Mahlzeit mit einem hohen Anteil an Ballaststoffen, Proteinen und komplexen Kohlenhydraten sättigt in der Regel länger als eine Mahlzeit mit hauptsächlich einfachen Kohlenhydraten und Fett. Ballaststoffe quellen im Magen auf und erzeugen ein Völlegefühl, während Proteine die Sättigungshormone beeinflussen. Komplexe Kohlenhydrate werden langsamer verdaut als einfache Kohlenhydrate, was zu einem stabileren Blutzuckerspiegel und einem länger anhaltenden Sättigungsgefühl führt. Ein Beispiel für eine sättigende Mahlzeit wäre ein Salat mit gegrilltem Hähnchen oder Fisch, Quinoa und verschiedenen Gemüsesorten. Neben der Größe und Zusammensetzung der Mahlzeiten ist auch die Häufigkeit der Nahrungsaufnahme relevant. Regelmäßige Mahlzeiten in etwa gleichen Abständen können helfen, den Blutzuckerspiegel stabil zu halten und Heißhungerattacken zu vermeiden. Wer über den Tag verteilt regelmäßig isst, vermeidet starke Schwankungen des Blutzuckerspiegels und damit einhergehende Heißhungerattacken. Zudem kann ein konstanter Mahlzeitenrhythmus den Stoffwechsel positiv beeinflussen und die Fettverbrennung fördern. Individuell angepasste Essenspausen, beispielsweise im Rahmen von intermittierendem Fasten, können ebenfalls positive Effekte auf den Stoffwechsel haben und die Gewichtsregulation unterstützen. Um die Portionsgrößen im Alltag besser kontrollieren zu können, bieten sich verschiedene Hilfsmittel und Strategien an. Neben der Verwendung von kleineren Tellern kann auch das bewusste Abwiegen von Lebensmitteln hilfreich sein, um ein Gefühl für die richtigen Mengen zu entwickeln. Apps und Online-Rechner können dabei unterstützen, den individuellen Kalorienbedarf zu ermitteln und die Nährstoffzusammensetzung der Mahlzeiten zu analysieren. Auch das Vorbereiten von Mahlzeiten im Voraus kann die Portionskontrolle erleichtern, da so die Menge der verwendeten Zutaten genau bestimmt werden kann. Wer seine Mahlzeiten plant und vorbereitet, vermeidet spontane Entscheidungen, die oft zu größeren Portionen führen. Langfristig führt die bewusste Auseinandersetzung mit Portionsgrößen zu einem besseren Verständnis für die eigenen Bedürfnisse und zu einer nachhaltigen Ernährungsumstellung. Eine Kombination aus angepassten Portionsgrößen, ausgewogenen Mahlzeiten und einem geregelten Mahlzeitenrhythmus trägt maßgeblich zum Erfolg einer stoffwechselgerechten Ernährung bei und unterstützt die langfristige Gewichtskontrolle. Im Laufe der Zeit entwickelt sich ein intuitives Gefühl für die richtigen Portionsgrößen, was die Umsetzung im Alltag erleichtert. Die bewusste Kontrolle der Portionsgrößen ist somit ein wichtiger Schritt auf dem Weg zu einem gesunden und nachhaltigen Gewichtsmanagement.

Gut zu wissen

Einfachen Kohlenhydraten

Einfache Kohlenhydrate werden schnell verdaut und führen zu einem raschen Anstieg des Blutzuckerspiegels. Dies kann zu Heißhungerattacken und Energieschwankungen führen, was den Erfolg einer Stoffwechselkur ohne HCG beeinträchtigen kann. Süßigkeiten, Weißmehlprodukte und zuckerhaltige Getränke enthalten viele einfache Kohlenhydrate.

Essentiellen Nährstoffen

Essentielle Nährstoffe sind lebensnotwendige Stoffe, die der Körper nicht selbst herstellen kann und daher über die Nahrung aufnehmen muss. In einer Stoffwechselkur ohne HCG ist die ausreichende Zufuhr dieser Nährstoffe besonders wichtig, um Mangelerscheinungen zu vermeiden und den Stoffwechsel optimal zu unterstützen. Beispiele für essentielle Nährstoffe sind bestimmte Vitamine, Mineralstoffe, Fettsäuren und Aminosäuren.

Komplexen Kohlenhydraten

Komplexe Kohlenhydrate liefern dem Körper Energie und werden im Gegensatz zu einfachen Kohlenhydraten langsam verdaut. Dadurch sorgen sie für einen stabilen Blutzuckerspiegel und ein länger anhaltendes Sättigungsgefühl, was bei einer Stoffwechselkur ohne HCG wichtig für die Gewichtskontrolle ist. Vollkornprodukte, Hülsenfrüchte und Gemüse sind gute Quellen für komplexe Kohlenhydrate.

Empfohlene Portionsgrößen für metabolische Balance

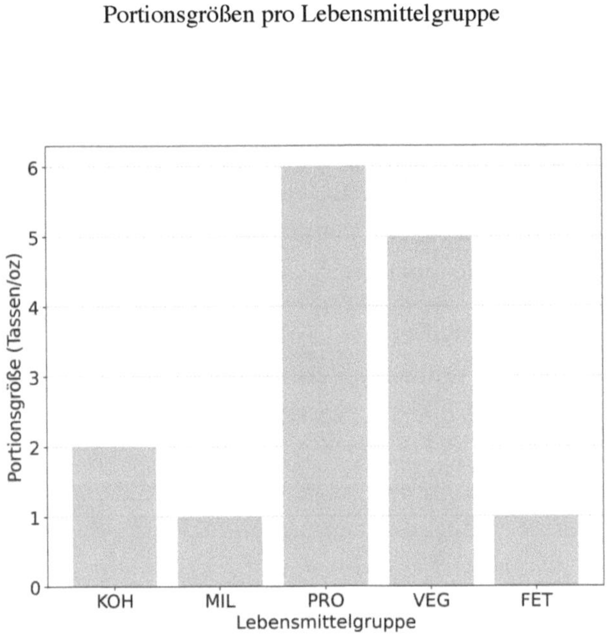

FET: Gesunde Fette (Nüsse, Samen, Öle)

KOH: Kohlenhydrate (Früchte mit niedrigem GI)

MIL: Milchprodukte (ungesüßt)

PRO: Protein (mageres Fleisch, Fisch, Geflügel)

VEG: Gemüse (nicht-stärkehaltig)

Diese Grafik stellt die empfohlenen Portionsgrößen für eine metabolisch ausgewogene Ernährung visuell dar. Proteinportionen sind im Allgemeinen am größten und unterstreichen die Bedeutung von Protein in dieser Art von Ernährung. Die kleineren Portionen von Kohlenhydraten und Fetten spiegeln den Fokus auf die Kontrolle dieser Makronährstoffe wider. Gemüse hat eine großzügige empfohlene Portionsgröße, was ihre Bedeutung für Ballaststoffe und Mikronährstoffe hervorhebt. Das Verständnis dieser Portionsgrößen ist entscheidend für die Erzielung der gewünschten metabolischen Effekte.

Konkrete Ratschläge

- Verknüpfen Sie Ihre Mahlzeiten gedanklich mit positiven Emotionen und Erlebnissen, um langfristig eine gesunde Beziehung zum Essen aufzubauen.
- Richten Sie Ihren Küchenbereich so ein, dass gesunde Lebensmittel gut sichtbar und griffbereit platziert sind, während ungünstige Nahrungsmittel in den Hintergrund rücken.
- Entwickeln Sie für jede Ihrer üblichen Problemsituationen (z.B. Stress, Langeweile) eine alternative Handlungsstrategie, die nichts mit Essen zu tun hat.
- Schaffen Sie sich ein Repertoire an schnellen und einfachen Rezepten für stoffwechselgerechte Mahlzeiten, die Sie auch an stressigen Tagen zubereiten können.
- Nutzen Sie die Vielfalt der Natur und integrieren Sie saisonale und regionale Lebensmittel in Ihre Mahlzeiten, um Abwechslung und optimale Nährstoffversorgung zu gewährleisten.
- Experimentieren Sie mit verschiedenen Zubereitungsarten, um die gleichen Lebensmittel immer wieder neu zu entdecken und Geschmacksmonotonie zu vermeiden.
- Essen Sie Ihre Mahlzeiten an einem festen Platz und ohne Ablenkungen wie Fernsehen oder Smartphone, um bewusster zu essen und die Sättigungssignale wahrzunehmen.
- Tauschen Sie sich regelmäßig mit Freunden oder Familie über Ihre Ernährungsumstellung aus und lassen Sie sich von deren positiven Erfahrungen inspirieren.
- Belohnen Sie sich für erreichte Zwischenziele mit einer Aktivität, die Ihnen Freude bereitet und Ihre Gesundheit fördert, wie z.B. ein entspannendes Bad oder eine Massage.

2. 2 Ketogene Ernährungsweise

Die ketogene Ernährungsweise nutzt die natürliche Fettverbrennung des Körpers, indem sie ihn in einen Zustand der Ketose versetzt. Durch die drastische Reduktion von Kohlenhydraten wird der Stoffwechsel umgestellt: Statt Glukose dienen nun Ketone, gebildet aus Fettreserven, als primäre Energiequelle. Dies kann zu Gewichtsreduktion, verbesserter Insulinempfindlichkeit und weiteren gesundheitlichen Vorteilen führen, birgt aber auch Herausforderungen. Eine ketogene Ernährung erfordert eine präzise Abstimmung von Makronährstoffen, insbesondere eine ausreichende Proteinzufuhr zum Muskelerhalt. Die Umstellung des Stoffwechsels kann zudem anfängliche Nebenwirkungen mit sich bringen. Erfahren Sie in diesem Kapitel, wie Sie die ketogene Ernährungsweise optimal in Ihre Stoffwechselkur integrieren und von ihren Vorzügen profitieren.

Der Schlüssel zum Erfolg einer ketogenen Diät liegt in der optimalen Balance aus Kohlenhydratreduktion, ausreichender Proteinzufuhr und der damit verbundenen Aktivierung des Fettstoffwechsels zur nachhaltigen Fettverbrennung und Verbesserung der Gesundheit.

Fettstoffwechsel aktivieren

Der Fettstoffwechsel wird aktiviert, wenn der Körper anstelle von Glukose, Fettsäuren und Ketone zur Energiegewinnung nutzt [s24]. Dieser metabolische Schalter tritt ein, wenn die Glykogenspeicher der Leber aufgebraucht sind und die Lipolyse, die Fettspaltung im Fettgewebe, zunimmt – typischerweise 12 bis 36 Stunden nach der letzten Nahrungsaufnahme [s24]. Im Rahmen einer ketogenen Ernährung wird dieser Prozess gezielt herbeigeführt. Durch die drastische Reduktion der Kohlenhydrataufnahme (<30 g/Tag) und die gleichzeitige Erhöhung der Fettaufnahme (z.B. ~44%) [s25] wird der Körper in einen Zustand der Ketose versetzt. In diesem Zustand sind Ketone die primäre Energiequelle für Gehirn und Körper, ähnlich wie beim Fasten oder bei ausdauernder körperlicher Betätigung [s24]. Ketogene Diäten (KDs) senken die Insulinproduktion und verbessern die Insulinempfindlichkeit [s26]. Dies reduziert Körperfett, insbesondere das viszerale Fett, welches die inneren Organe umgibt [s26]. Neben der Gewichtsreduktion wirken KDs auch entzündungshemmend und reduzieren oxidativen Stress [s26]. Bei Frauen mit polyzystischem Ovarialsyndrom (PCOS) kann eine sehr kalorienarme ketogene Diät (VLCKD) die hormonelle Balance positiv beeinflussen, indem sie die Insulinresistenz verringert und den Eisprung fördert [s26]. Auch postmenopausalen Frauen kann eine KD helfen, das Risiko für kardiometabolische Erkrankungen zu senken, indem Körpergewicht und viszerales Fett reduziert werden [s26]. Zusätzlich kann eine spezielle Diät, die auf die Verwendung bestimmter Fettsäuren als alternative Energiequellen setzt, die mitochondriale Funktion und den Energiestoffwechsel wiederherstellen [s27]. Dies zeigte sich in Tiermodellen durch eine Verbesserung der motorischen Funktion [s27]. Auch die Lebensqualität und Überlebenszeit bestimmter Patientengruppen könnten durch die Kombination einer kalorienreichen Ernährung mit medikamentösen

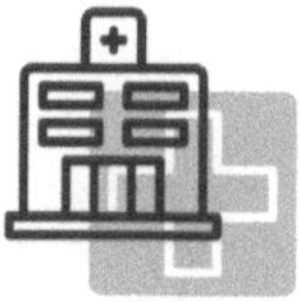

Therapien verbessert werden [s27]. Eine ketogene Ernährung kann bei übergewichtigen oder fettleibigen Männern mit metabolischem Hypogonadismus zu einer signifikanten Reduktion von Körpergewicht, Blutzucker, Insulin, C-Peptid und Proinsulin führen [s25]. Die Normalisierung der Proinsulinwerte deutet auf eine Verbesserung der Funktion der Beta-Zellen in der Bauchspeicheldrüse hin, was das Risiko für Typ-2-Diabetes senken könnte [s25]. Die ketogene Diät hat also das Potenzial, den Stoffwechsel nachhaltig zu beeinflussen und diverse gesundheitliche Vorteile zu bieten.

Gut zu wissen

Glykogen

Glykogen ist die Speicherform von Glukose im Körper, hauptsächlich in Leber und Muskeln. Bei einer ketogenen Ernährung werden die Glykogenspeicher reduziert, um den Körper zur Fettverbrennung anzuregen.

Ketone

Ketone sind organische Verbindungen, die bei der Fettverbrennung in der Leber gebildet werden. Sie dienen als alternative Energiequelle für Gehirn und Muskeln, wenn Glukose nicht ausreichend verfügbar ist, wie es bei einer ketogenen Ernährung der Fall ist.

Lipolyse

Lipolyse ist der Prozess der Fettspaltung im Fettgewebe, bei dem Triglyceride in Glycerin und freie Fettsäuren zerlegt werden. Diese Fettsäuren dienen dann als Energiequelle, insbesondere bei einer ketogenen Ernährung.

Keton-Level Verlauf

Typischer Keton-Level Anstieg während einer ketogenen Diät.

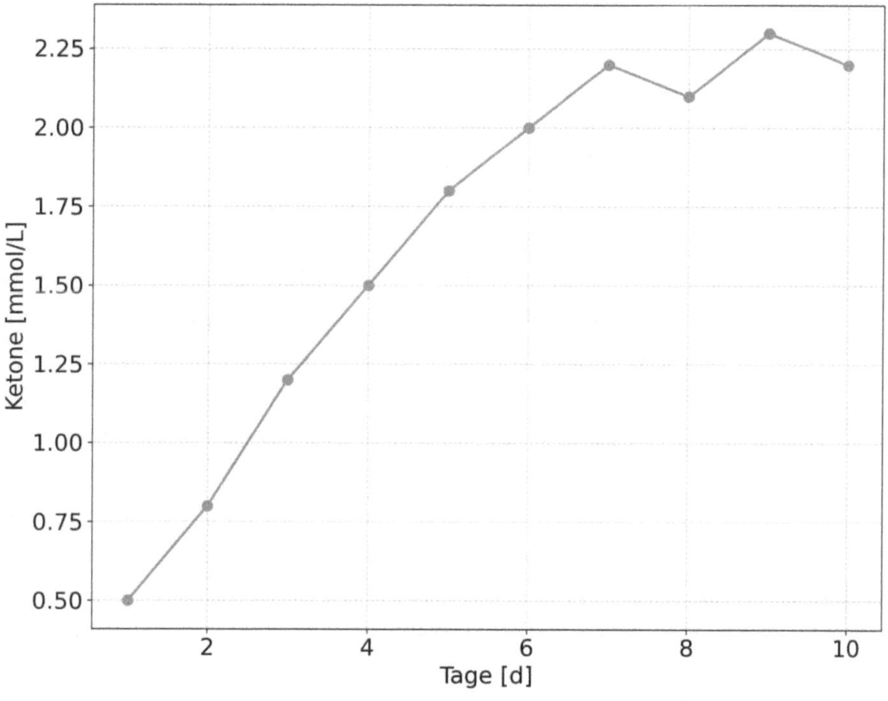

Das Diagramm zeigt einen stetigen Anstieg der Blut-Keton-Werte über die erste Woche, was auf eine erfolgreiche Anpassung an eine ketogene Diät hinweist. Die Werte stabilisieren sich etwa ab Tag 7, was darauf hindeutet, dass der Körper seine primäre Energiequelle von Glukose auf Ketone umgestellt hat.

Kohlenhydratreduktion

Die Kohlenhydratreduktion ist das Herzstück der ketogenen Ernährung und der Schlüssel zur Ketose. Indem die Zufuhr von Kohlenhydraten stark eingeschränkt wird, etwa auf unter 30 Gramm pro Tag, zwingt man den Körper, seinen Stoffwechsel umzustellen. Normalerweise gewinnt der Organismus Energie aus Glucose, die aus Kohlenhydraten gewonnen wird. Mangelt es an dieser primären Energiequelle, greift er auf Fettreserven zurück. Dieser Prozess, die lipolyse, spaltet gespeichertes Körperfett in Fettsäuren und Glycerin auf. Die Leber wandelt diese Fettsäuren dann in Ketone um, die als alternative Energiequelle für Gehirn und Muskeln dienen. [s28] Diese Umstellung des Stoffwechsels kann positive Auswirkungen auf die Gesundheit haben, insbesondere für Frauen mit polyzystischem Ovarialsyndrom (PCOS). Eine kohlenhydratarme Ernährung kann die Insulinresistenz, ein häufiges Problem bei PCOS, verbessern und so die hormonelle Balance positiv beeinflussen, was sich in einer erhöhten Regelmäßigkeit des Menstruationszyklus und einer gesteigerten Schwangerschaftsrate äußert. [s29] Zusätzlich kann die Gewichtsreduktion, die oft mit einer ketogenen Diät einhergeht, weiter zur Verbesserung der Fruchtbarkeit beitragen. [s29] Eine Reduktion von Kohlenhydraten kann also nicht nur den Stoffwechsel verändern, sondern auch die reproduktive Gesundheit positiv beeinflussen. Wer seine Kohlenhydratzufuhr reduziert, sollte auf stark verarbeitete Lebensmittel, Zucker und Stärke verzichten und stattdessen auf Gemüse, Nüsse und gesunde Fette setzen.

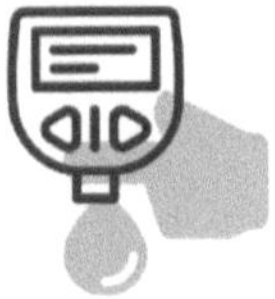

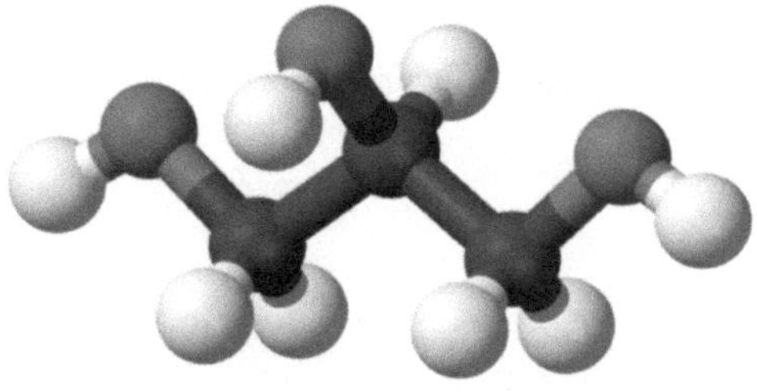

Glycerin [i17]

Kohlenhydratgehalt

Kohlenhydrate pro 100g

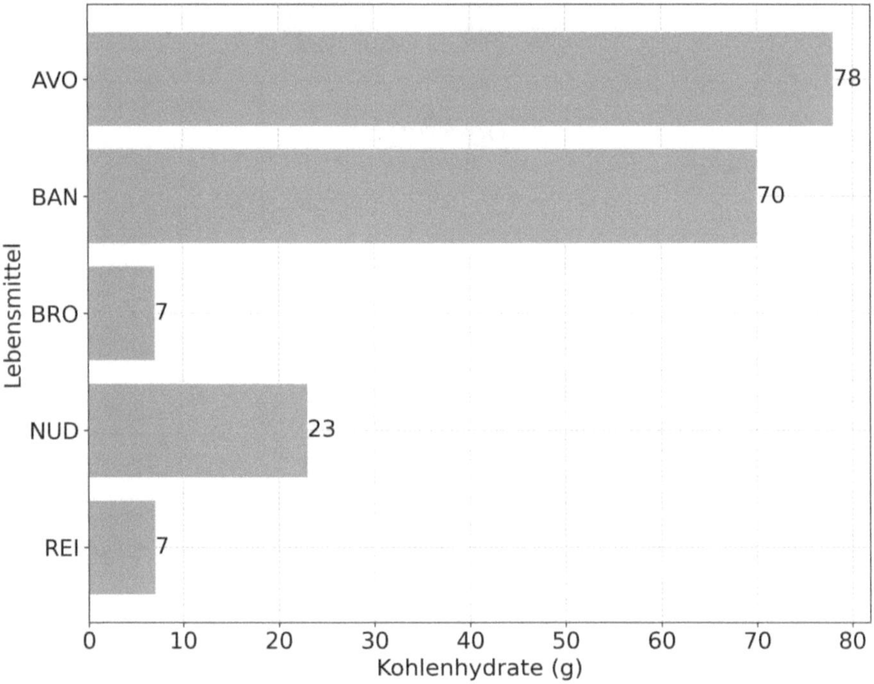

AVO: Avocado

BAN: Banane

BRO: Brokkoli

NUD: Nudeln

REI: Reis

Das Balkendiagramm visualisiert den Kohlenhydratgehalt verschiedener Lebensmittel, hilfreich für eine ketogene Ernährung. Lebensmittel wie Avocado und Brokkoli haben einen deutlich geringeren Kohlenhydratanteil im Vergleich zu Nudeln oder Reis. Dies verdeutlicht die Notwendigkeit, bei einer kohlenhydratarmen Ernährung die Lebensmittelwahl sorgfältig zu treffen.

Proteinbedarf decken

Eine ausreichende Proteinzufuhr ist während einer ketogenen Diät unerlässlich, um den Verlust von Muskelmasse zu verhindern, während der Körper Fett als primäre Energiequelle nutzt. Wie Studien zeigen, liegt der empfohlene Proteinbedarf bei etwa 1,6 Gramm pro Kilogramm Körpergewicht täglich [s30]. Diese Menge gewährleistet, dass der Körper genügend Bausteine zur Verfügung hat, um Muskelprotein zu erhalten und gleichzeitig die ketose aufrechtzuerhalten [s31]. Eine zu geringe Proteinzufuhr kann zu einem Abbau von Muskelmasse führen, was den Stoffwechsel verlangsamt und den Gewichtsverlust behindert. Umgekehrt kann eine übermäßige Proteinzufuhr die Ketose unterbrechen, da der Körper überschüssiges Protein in Glukose umwandeln kann. Eine Frau mit einem Gewicht von 60 kg sollte demnach täglich etwa 96 Gramm Protein zu sich nehmen. Diese Proteinmenge lässt sich gut in den ketogenen Ernährungsplan integrieren, indem man unter anderem Fleisch, Fisch, Eier, Milchprodukte und proteinreiche pflanzliche Lebensmittel wie Tofu oder Tempeh in den Speiseplan einbaut [s32]. Besonders bei einer sehr kalorienarmen ketogenen Diät (VLCKD), wie sie mit etwa 1000-1200 kcal pro Tag in Quelle [s30] beschrieben wird, ist die ausreichende Proteinzufuhr entscheidend, um den Muskelerhalt sicherzustellen und die positiven Effekte auf insulinempfindlichkeit und Beta-Zellfunktion zu unterstützen [s31]. Eine höhere Proteinzufuhr von über 25% der Gesamtenergiezufuhr

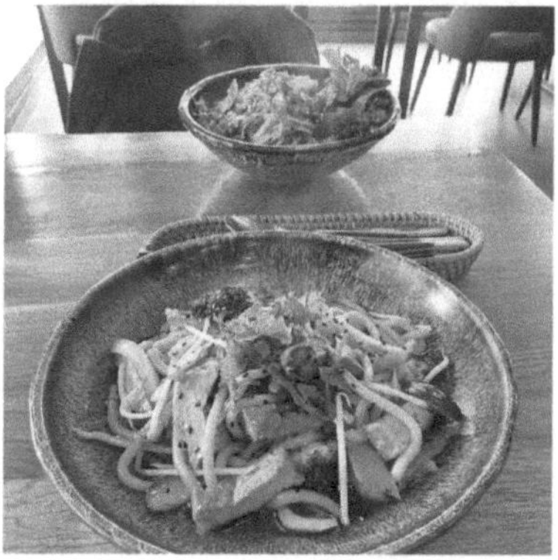

Tofu [i19]

kann, wie Studien nahelegen, sogar die Fruchtbarkeit positiv beeinflussen [s32]. Die ketogene Diät, kombiniert mit einer ausreichenden Proteinzufuhr, bietet somit nicht nur Vorteile für die Gewichtsabnahme, sondern unterstützt auch die allgemeine Gesundheit und das Wohlbefinden.

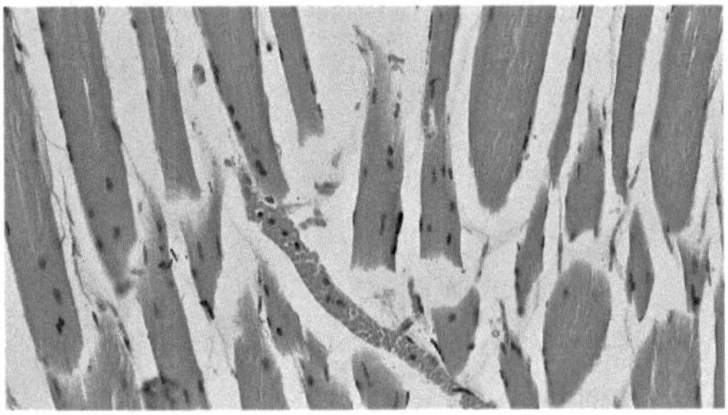

Muskelmasse [i18]

Ketogene Proteinquellen

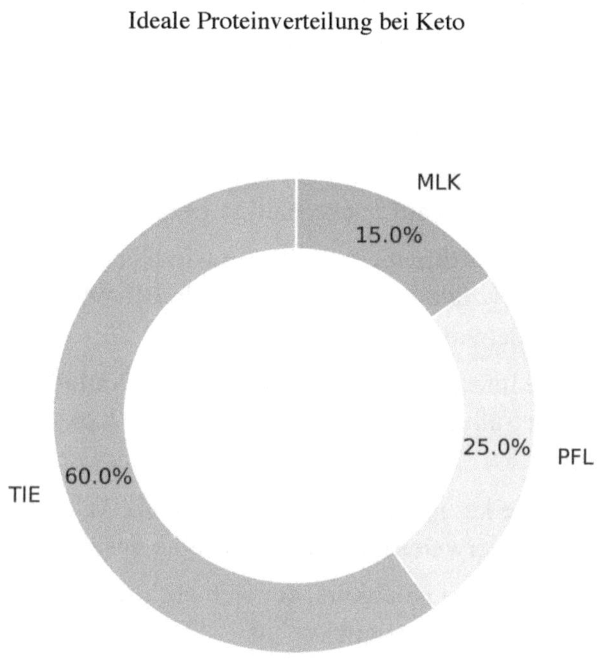

- MLK: Milchprodukte (Käse, Eier, Griechischer Joghurt)
- PFL: Pflanzlich (Nüsse, Samen, Gemüse)
- TIE: Tierische Quellen (Fleisch, Fisch, Geflügel)

Diese Grafik zeigt die empfohlene Proteinaufnahmeverteilung für eine ketogene Ernährung und betont ein Gleichgewicht zwischen verschiedenen Quellen, um eine ausreichende Aufnahme von essentiellen Aminosäuren und Mikronährstoffen sicherzustellen. Ein bedeutender Anteil stammt aus tierischen Quellen, die für ihren hohen biologischen Wert bekannt sind, während pflanzliches Protein und Milchprodukte zum gesamten Proteinbedarf und zur Ernährungsvielfalt beitragen. Dieses Gleichgewicht unterstützt die Muskelerhaltung und die allgemeine Gesundheit unter Einhaltung der ketogenen Prinzipien.

Konkrete Ratschläge

- Verändern Sie Ihre Essgewohnheiten schrittweise, indem Sie zunächst nur eine Mahlzeit pro Tag ketogen gestalten.
- Integrieren Sie einmal pro Woche einen „Keto-Tag“, an dem Sie sich ausschließlich ketogen ernähren.
- Bereiten Sie ketogene Snacks für unterwegs vor, um Heißhungerattacken auf zuckerhaltige Lebensmittel zu vermeiden.
- Tauschen Sie herkömmliche Beilagen wie Nudeln oder Kartoffeln gegen kohlenhydratarme Alternativen wie Blumenkohlreis oder Zucchini-Nudeln aus.
- Kreieren Sie Ihre eigenen ketogenen Dessert-Variationen mit zuckerfreien Süßungsmitteln und Zutaten wie Kokosmehl oder Mandelmehl.
- Nutzen Sie die ketogene Ernährungsweise als Anlass, Ihre Kochkünste zu erweitern und neue Rezepte auszuprobieren.
- Besuchen Sie einen Kochkurs, der sich auf die Zubereitung ketogener Gerichte spezialisiert hat.
- Ersetzen Sie zuckerhaltige Getränke durch ungesüßten Tee, Wasser mit Zitrone oder selbstgemachte Kräuterlimonaden.
- Gestalten Sie Ihren Einkaufswagen keto-freundlich, indem Sie sich vor dem Einkauf eine Liste schreiben und sich daran halten.
- Lernen Sie, die Nährwerttabellen von Lebensmitteln zu interpretieren, um den Kohlenhydratgehalt besser einschätzen zu können.
- Suchen Sie den Austausch mit anderen Menschen, die sich ketogen ernähren, um sich gegenseitig zu motivieren und Tipps auszutauschen.
- Dokumentieren Sie Ihre ketogenen Mahlzeiten fotografisch, um Ihre Fortschritte visuell festzuhalten und sich inspirieren zu lassen.

2. 3 Lebensmittelauswahl

Die richtige Lebensmittelauswahl ist für den Erfolg einer Stoffwechselkur ohne HCG entscheidend. Sie beeinflusst nicht nur den Stoffwechsel und die Gewichtsregulation, sondern auch das allgemeine Wohlbefinden. Dabei gilt es, nährstoffreiche Lebensmittel zu bevorzugen und bestimmte Lebensmittelgruppen zu meiden, um den Körper optimal zu unterstützen. Neben der Auswahl der Lebensmittel spielen auch die Zubereitung und die Kombination verschiedener Nahrungsmittel eine wichtige Rolle. Gewürze und Kräuter können den Stoffwechsel zusätzlich positiv beeinflussen. Die optimale Lebensmittelauswahl kann Herausforderungen darstellen, birgt aber gleichzeitig das Potenzial für nachhaltige Erfolge. Entdecken Sie im Folgenden, wie Sie die richtigen Lebensmittel auswählen und kombinieren, um Ihre Stoffwechselkur optimal zu unterstützen.

Für eine erfolgreiche Stoffwechselkur ist die bewusste Auswahl nährstoffreicher Lebensmittel mit geringerem Fettanteil und hoher Nährstoffdichte entscheidend, kombiniert mit dem Verzicht auf stark zuckerhaltige und stark verarbeitete Produkte sowie raffinierte Kohlenhydrate. Die Integration von fermentierten Lebensmitteln und Gewürzen und Kräutern kann den Stoffwechsel zusätzlich positiv beeinflussen.

Stoffwechselanregende Nahrungsmittel

Stoffwechselanregende Lebensmittel sind nicht gleichzusetzen mit Wundermitteln, sie können aber den Stoffwechsel positiv beeinflussen und so zu einer gesunden Gewichtsregulation beitragen [s33]. Ein wichtiger Aspekt ist die Auswahl von Lebensmitteln mit einem hohen Nährstoffgehalt bei gleichzeitig niedrigem Fettanteil. Dadurch sinkt oft das Verlangen nach kalorienreichen Produkten, was die Energieaufnahme reduziert und Gewichtsverlust fördern kann [s33]. Ein sättigendes Frühstück aus Haferflocken mit Beeren und Nüssen z.B. hält länger satt und beugt Heißhungerattacken vor. Neben der Nährstoffdichte spielen auch fermentierte Lebensmittel eine interessante Rolle. Durch den Fermentationsprozess entstehen bioaktive Verbindungen und Nährstoffe, die das Wachstum nützlicher Darmbakterien unterstützen [s34]. Diese verbesserte Darmgesundheit kann sich wiederum positiv auf den Stoffwechsel auswirken [s34]. Fermentation erhöht außerdem die Verdaulichkeit, indem komplexe Kohlenhydrate und Proteine aufgespalten werden – die Nährstoffe sind so besser für den Körper verfügbar [s34]. Zusätzlich liefern fermentierte Lebensmittel oft Probiotika, die das Darmmikrobiom weiter optimieren und so die Gesundheit fördern [s34]. Die dabei entstehenden kurzkettigen Fettsäuren (SCFA) unterstützen ebenfalls die Darmgesundheit und tragen zu einem funktionierenden Stoffwechsel

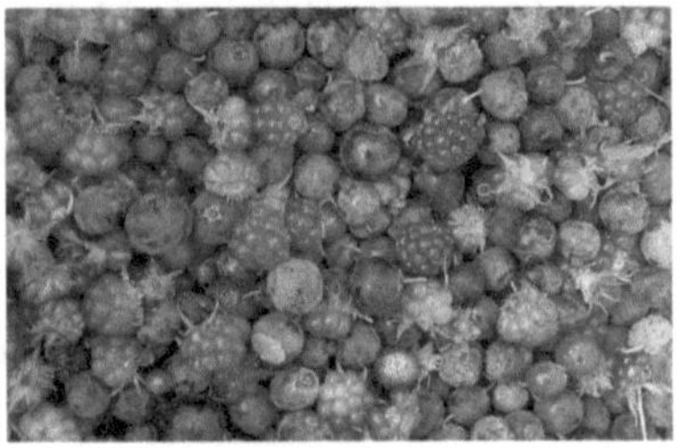

Beeren [i20]

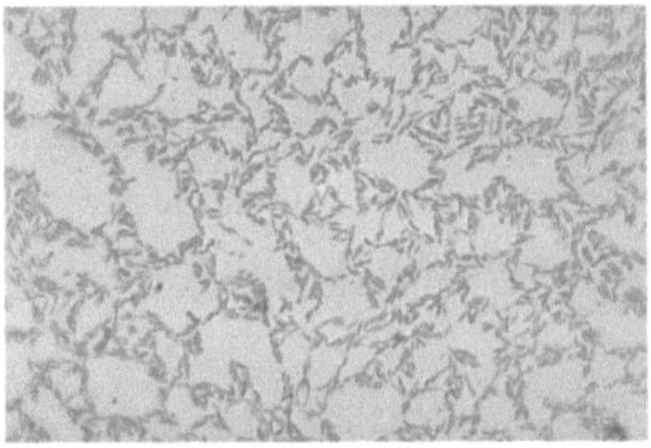

Darmbakterien [i21]

bei [s34]. Auch die in fermentierten Lebensmitteln enthaltenen Polyphenole wirken sich positiv auf die Darmflora aus, indem sie das Wachstum nützlicher Bakterien fördern und gleichzeitig schädliche Bakterien hemmen [s34]. Fermentierte Lebensmittel können somit als eine Art "Taxi" für Probiotika dienen, die so die Magenpassage überstehen und im Darm ihre volle Wirkung entfalten [s34].

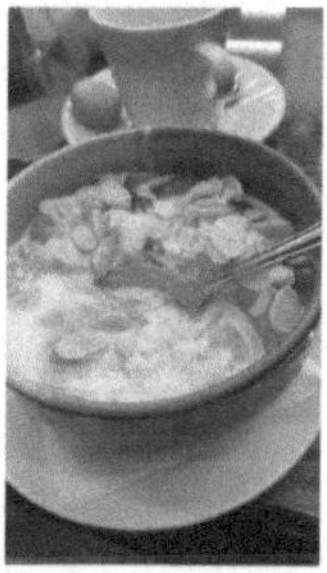

Haferflocken [i22]

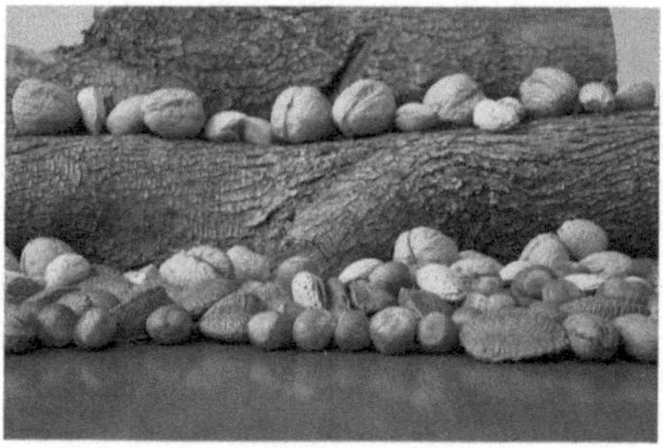

Nüsse [i23]

Gut zu wissen

Bioaktive Verbindungen

Bioaktive Verbindungen sind Substanzen, die in Lebensmitteln vorkommen und positive Auswirkungen auf die Gesundheit haben können. Sie entstehen unter anderem während der Fermentation und können den Stoffwechsel, das Immunsystem und andere Körperfunktionen beeinflussen. Im Rahmen einer Stoffwechselkur ohne HCG können sie die Gewichtsregulation und das allgemeine Wohlbefinden unterstützen.

Fermentierte Lebensmittel

Fermentierte Lebensmittel wie Sauerkraut, Kimchi oder Joghurt werden durch den Einfluss von Mikroorganismen hergestellt. Diese verändern die Zusammensetzung der Lebensmittel und erzeugen dabei gesundheitsfördernde Substanzen. Im Kontext einer Stoffwechselkur ohne HCG können fermentierte Lebensmittel die Darmgesundheit verbessern und den Stoffwechsel unterstützen.

Nährstoffdichte

Die Nährstoffdichte bezieht sich auf die Menge an Vitaminen, Mineralstoffen und anderen wichtigen Nährstoffen im Verhältnis zu den Kalorien eines Lebensmittels. Eine hohe Nährstoffdichte ist bei einer Stoffwechselkur ohne HCG wichtig, um den Körper optimal mit Nährstoffen zu versorgen, während die Kalorienzufuhr reduziert wird. Dies unterstützt die Gewichtsabnahme und den Erhalt der Körperfunktionen.

Thermischer Effekt von Nahrung

Energieverbrauch durch Verdauung

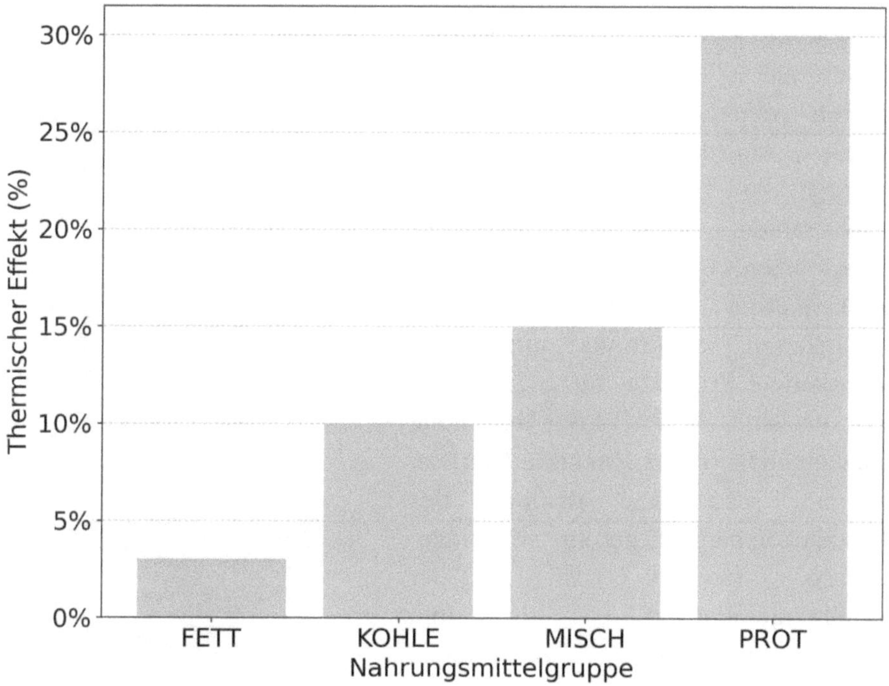

FETT: Fette (z.B. Avocado, Nüsse)

KOHLE: Kohlenhydrate (z.B. Vollkornprodukte, Gemüse)

MISCH: Gemischte Mahlzeit (Ausgewogene Makros)

PROT: Protein (z.B. Mageres Fleisch, Fisch)

Proteinreiche Lebensmittel haben einen deutlich höheren thermischen Effekt im Vergleich zu Kohlenhydraten und Fetten. Dies bedeutet, dass der Körper mehr Energie für die Verarbeitung von Protein benötigt, was im Rahmen einer ausgewogenen Ernährung möglicherweise vorteilhaft für das Gewichtsmanagement sein kann.

Verbotene Lebensmittel

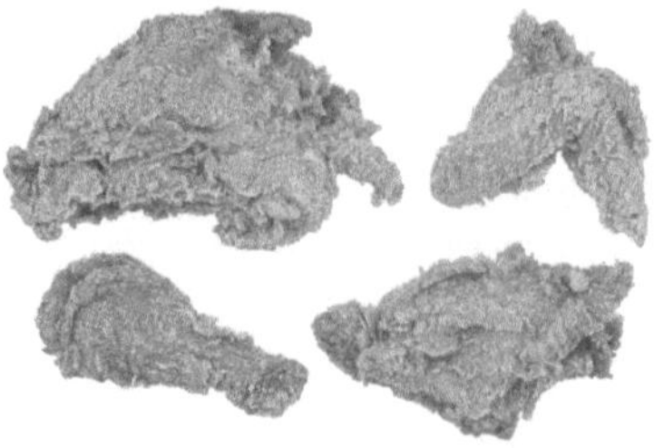

Frittierte Speisen [i24]

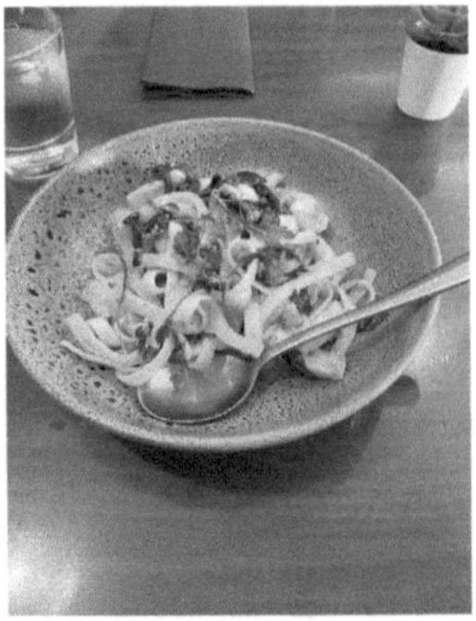

Meeresfrüchte [i25]

Im Rahmen einer Stoffwechselkur ohne HCG ist die Auswahl der Lebensmittel entscheidend für den Erfolg. Bestimmte Nahrungsmittelgruppen sollten während der Kur vermieden werden, um den Stoffwechsel nicht negativ zu beeinflussen und den angestrebten Gewichtsverlust zu unterstützen. Vor allem stark zuckerhaltige Lebensmittel wie Süßigkeiten, Softdrinks und stark verarbeitete Produkte mit zugesetztem Zucker sind tabu [s35]. Der hohe Zuckergehalt dieser Produkte führt zu einem schnellen Anstieg des Blutzuckerspiegels, gefolgt von einem ebenso raschen Abfall, der Heißhungerattacken und Energieschwankungen verursachen kann [s35]. Etwa eine Handvoll Beeren liefert wertvolle Vitamine und Antioxidantien, während ein Schokoriegel hauptsächlich „leere" Kalorien und Zucker bietet. Auch Lebensmittel mit einem hohen Anteil an raffinierten Kohlenhydraten, wie Weißbrot oder Nudeln, sollten reduziert werden, da sie ähnlich auf den Blutzuckerspiegel wirken [s35]. Stattdessen sollten Vollkornprodukte bevorzugt werden, da diese reich an Ballaststoffen sind und zu einer längeren Sättigung beitragen. Zusätzlich sollten stark fetthaltige, insbesondere frittierte Speisen, sowie rotes Fleisch eingeschränkt werden [s35]. Diese belasten den Stoffwechsel und können den Gewichtsverlust verlangsamen [s35].

Interessanterweise sind Meeresfrüchte im Gegensatz zu rotem Fleisch erlaubt und können aufgrund ihres hohen Protein- und Jodgehalts eine wertvolle Ergänzung des Speiseplans darstellen [s36]. Die Empfehlungen der orthodoxen Kirche zur vegetarischen Ernährung in Fastenzeiten zeigen, dass auch eine Ernährung ohne Fleisch gesund und ausgewogen sein kann [s36]. Diese Ernährungsweise kann als Inspiration für die Integration von mehr pflanzlichen Proteinquellen in den Speiseplan dienen.

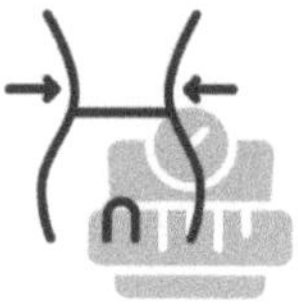

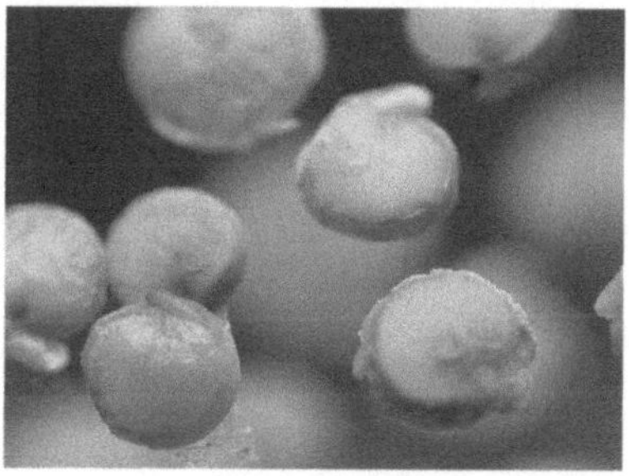

Vollkornprodukte [i26]

Gut zu wissen

Frittierte Speisen

Frittierte Speisen enthalten oft ungesunde Fette und viele Kalorien, die den Stoffwechsel belasten und die Gewichtsabnahme behindern können. Sie sollten während der Stoffwechselkur ohne HCG vermieden werden, um den Körper optimal zu unterstützen.

Meeresfrüchte

Meeresfrüchte sind reich an Proteinen und Jod, welches die Schilddrüsenfunktion unterstützt. Sie sind eine gute Alternative zu rotem Fleisch während der Stoffwechselkur und liefern wichtige Nährstoffe, ohne den Stoffwechsel zu belasten.

Raffinierte Kohlenhydrate

Raffinierte Kohlenhydrate, wie Weißmehlprodukte, werden schnell verstoffwechselt und können zu Blutzuckerspitzen führen, die den Stoffwechsel negativ beeinflussen und Heißhunger fördern. In einer Stoffwechselkur ohne HCG sollten sie daher reduziert werden.

Rotes Fleisch

Rotes Fleisch enthält zwar wichtige Nährstoffe, aber auch viel gesättigtes Fett, das in größeren Mengen den Stoffwechsel belasten kann. Im Rahmen der Stoffwechselkur ohne HCG sollte der Konsum von rotem Fleisch reduziert und auf mageres Fleisch oder Alternativen zurückgegriffen werden.

Verbotene Lebensmittel

Problematische Inhaltsstoffe

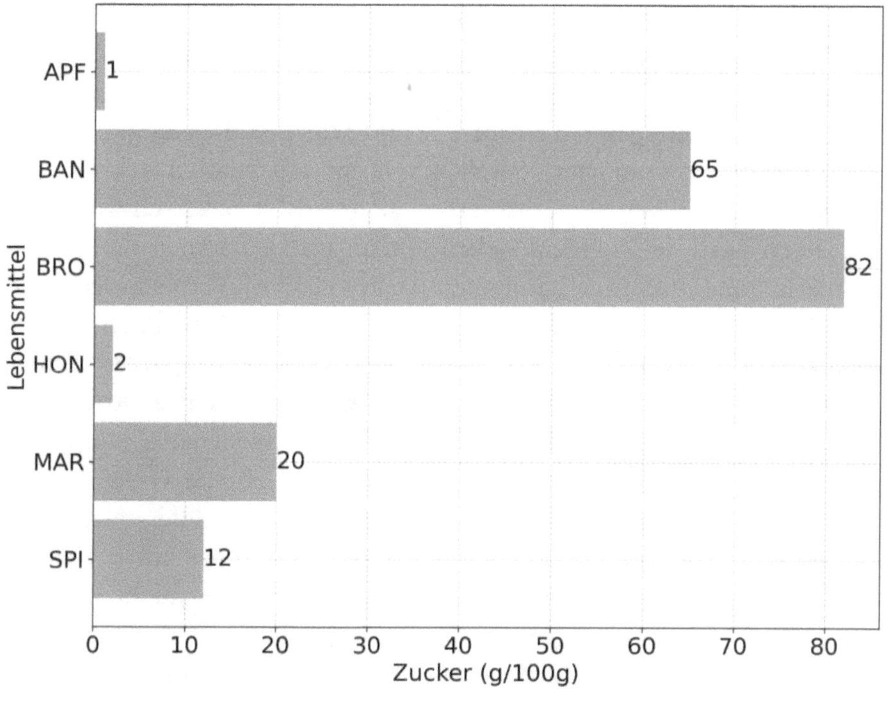

APF: Apfel

BAN: Banane

BRO: Brokkoli

HON: Honig

MAR: Marmelade

SPI: Spinat

Das Balkendiagramm visualisiert den Zuckergehalt verschiedener Lebensmittel. Honig und Marmelade weisen den höchsten Zuckergehalt auf und sollten daher vermieden werden. Obst enthält moderaten Zucker und kann in Maßen genossen werden. Gemüse hat den niedrigsten Zuckergehalt und ist uneingeschränkt erlaubt.

Gewürze und Kräuter

Gewürze und Kräuter bereichern nicht nur den Geschmack von Speisen, sondern können auch den Stoffwechsel positiv beeinflussen und somit eine wertvolle Ergänzung im Rahmen einer Stoffwechselkur ohne HCG darstellen. Viele Gewürze und Kräuter enthalten bioaktive Substanzen, die unterschiedliche Wirkungen auf den Organismus haben können [s37]. So können etwa Ingwer und Chili die Thermogenese, also die Wärmeproduktion im Körper, anregen und dadurch den Energieverbrauch leicht erhöhen. Zimt wiederum kann die insulinempfindlichkeit verbessern und Blutzuckerschwankungen reduzieren, was Heißhungerattacken vorbeugen kann. Auch Kräuter wie Rosmarin und Oregano enthalten antioxidative Verbindungen, die Zellschäden entgegenwirken und die allgemeine Gesundheit fördern können [s37]. Kurkuma, ein Bestandteil von Currypulver, enthält Curcumin, dem entzündungshemmende Eigenschaften zugeschrieben werden. Durch die geschickte Kombination verschiedener Gewürze und Kräuter lassen sich alltägliche Gerichte verfeinern und gleichzeitig die Stoffwechselkur unterstützen. Ein Hähnchenbrustfilet etwa, mit Rosmarin, Thymian und etwas Chili gewürzt, bietet nicht nur ein aromatisches Geschmackserlebnis, sondern kann auch den Stoffwechsel anregen und die Fettverbrennung unterstützen. Beachten Sie jedoch, dass Gewürze und Kräuter allein keine Wunder bewirken – sie sind eine Ergänzung zu einer ausgewogenen Ernährung und einem gesunden Lebensstil.

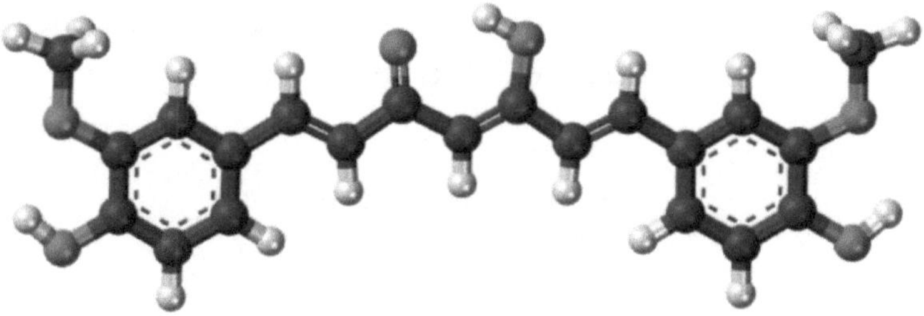

Curcumin [i27]

Gewürz- und Kräutereinfluss auf den Stoffwechsel

Wirkung und Nutzungshäufigkeit von Gewürzen und Kräutern auf den Stoffwechsel während einer Nicht-HCG-Diät.

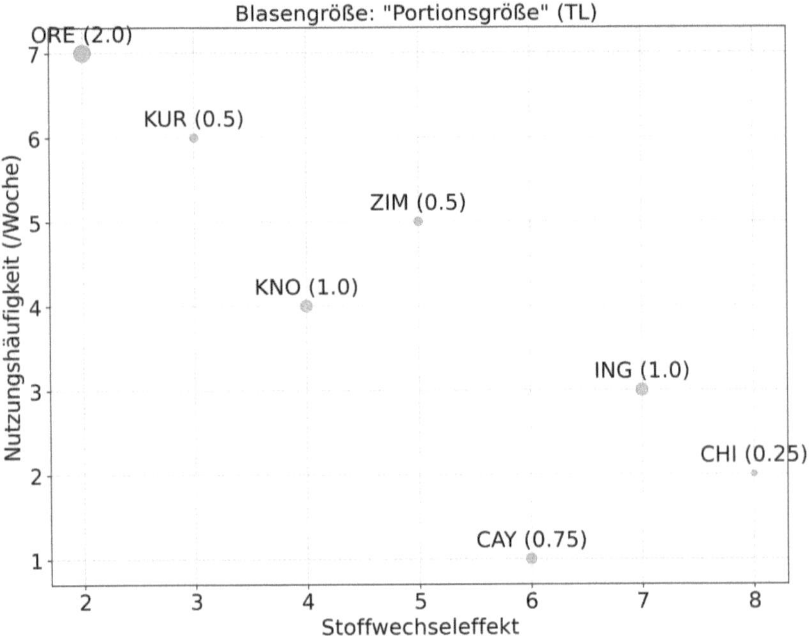

Blasengröße: Portionsgröße (TL)

CAY: Cayenne

CHI: Chili

ING: Ingwer

KNO: Knoblauch

KUR: Kurkuma

ORE: Oregano

ZIM: Zimt

Im Allgemeinen haben häufig verwendete Gewürze und Kräuter tendenziell eine mildere Stoffwechselwirkung. Ingwer zeigt trotz seltenerer Verwendung eine starke positive Wirkung. Zimt hingegen zeigt trotz häufiger Verwendung eine moderate Wirkung. Chili weist auch bei seltenerer Verwendung einen starken Einfluss auf. Dies deutet darauf hin, dass die strategische Einbindung bestimmter Gewürze wie Ingwer und Chili auch bei seltenerer Verwendung den Stoffwechsel deutlich unterstützen kann.

Konkrete Ratschläge

- Stellen Sie sich Ihren individuellen Lebensmittel-Baukasten zusammen, gefüllt mit nährstoffreichen und bekömmlichen Komponenten, die Ihrem Stoffwechsel guttun.
- Gehen Sie auf kulinarische Entdeckungsreise und erforschen Sie die Welt der vergessenen Gemüsesorten und alten Getreidesorten.
- Lassen Sie sich von der Natur inspirieren und richten Sie Ihre Lebensmittelauswahl nach dem saisonalen Angebot Ihres regionalen Marktes aus.
- Verwandeln Sie Ihren Einkauf in ein sinnliches Erlebnis: Riechen, fühlen und betrachten Sie die Lebensmittel bewusst, bevor Sie sie auswählen.
- Bauen Sie eine persönliche Beziehung zu Ihren Lebensmitteln auf, indem Sie deren Herkunft und Herstellungsprozess kennenlernen.
- Experimentieren Sie mit ungewöhnlichen Gewürzkombinationen und kreieren Sie so einzigartige Geschmackserlebnisse, die Ihren Stoffwechsel anregen.
- Tauschen Sie sich mit anderen über Ihre kulinarischen Entdeckungen aus und lassen Sie sich von deren Ideen und Rezepten inspirieren.
- Integrieren Sie die Zubereitung Ihrer Mahlzeiten als festen Bestandteil Ihrer Selbstfürsorge und genießen Sie den kreativen Prozess.
- Schaffen Sie sich kleine Genussmomente im Alltag, indem Sie Ihre Mahlzeiten in Ruhe und mit Bedacht zu sich nehmen.
- Lassen Sie sich von der traditionellen Küche Ihrer Vorfahren inspirieren und entdecken Sie vergessene Rezepte und Lebensmittel neu.
- Werden Sie zum Lebensmittel-Detektiv und erforschen Sie die Zusammensetzung und Nährwerte der Produkte, die Sie täglich konsumieren.

Rückblick - 2. Ernährungskonzept

Ein durchdachtes Ernährungskonzept ist der Schlüssel zu einem gesunden Stoffwechsel und nachhaltigem Gewichtsmanagement. Der Fokus sollte dabei nicht nur auf der Kalorienmenge, sondern vor allem auf der Art und Verteilung der Nährstoffe sowie dem Rhythmus Ihrer Mahlzeiten liegen. Eine ausgewogene Makronährstoffverteilung, die Ihre individuellen Bedürfnisse berücksichtigt, ist die Grundlage für einen stabilen Blutzuckerspiegel und anhaltende Sättigung. Überlegen Sie, wie Sie Ihren täglichen Bedarf an Proteinen, gesunden Fetten und komplexen Kohlenhydraten decken können. Integrieren Sie beispielsweise proteinreiche Lebensmittel wie Fisch, mageres Fleisch, Eier, Hülsenfrüchte und Milchprodukte gleichmäßig über den Tag in Ihre Mahlzeiten. Achten Sie dabei auch auf die Qualität der Proteine und kombinieren Sie gegebenenfalls pflanzliche Quellen, um eine optimale Aminosäureversorgung sicherzustellen.

Der richtige Mahlzeitenrhythmus spielt eine ebenso wichtige Rolle. Ein konsistenter Rhythmus hilft, Ihre Hungersignale zu regulieren und Heißhungerattacken zu vermeiden. Integrieren Sie ausreichend lange Essenspausen in Ihren Alltag, beispielsweise durch intermittierendes Fasten. Experimentieren Sie mit verschiedenen Fastenintervallen, um herauszufinden, welche Methode am besten zu Ihrem Lebensstil passt. Beachten Sie dabei, dass ein geregelter Schlafrhythmus eng mit Ihrem Stoffwechsel verknüpft ist. Vermeiden Sie daher Mahlzeiten kurz vor dem Schlafengehen und achten Sie auf ausreichend Schlaf.

Die Kontrolle Ihrer Portionsgrößen ist ein weiterer wichtiger Aspekt eines erfolgreichen Ernährungskonzepts. Beginnen Sie mit kleineren Tellern und Schüsseln, um Ihre Wahrnehmung der gegessenen Menge zu beeinflussen. Wiegen Sie Ihre Lebensmittel ab, um ein besseres Gefühl für die richtigen Portionen zu entwickeln. Konzentrieren Sie sich auf Lebensmittel mit hoher Nährstoffdichte, wie Gemüse, Obst, Vollkornprodukte und mageres Protein. Diese sättigen nachhaltiger und liefern gleichzeitig wichtige Vitamine und Mineralstoffe. Planen und bereiten Sie Ihre Mahlzeiten im Voraus vor, um spontane, ungesunde Entscheidungen zu vermeiden.

Die bewusste Auswahl Ihrer Lebensmittel ist entscheidend. Reduzieren Sie den Konsum von stark verarbeiteten Produkten, zuckerhaltigen Getränken und ungesunden Fetten. Setzen Sie stattdessen auf natürliche, unverarbeitete Lebensmittel und integrieren Sie stoffwechselanregende Gewürze und Kräuter wie Ingwer, Zimt, Chili, Rosmarin oder Kurkuma in Ihre Gerichte. Scheuen Sie sich nicht zu experimentieren und neue Rezepte auszuprobieren. Seien Sie sich bewusst, dass eine Ernährungsumstellung ein Prozess ist und Rückschläge dazugehören. Bleiben Sie dran und passen Sie Ihr Ernährungskonzept kontinuierlich an Ihre individuellen Bedürfnisse und Erfahrungen an. Mit Geduld und Ausdauer werden Sie Ihren Stoffwechsel optimieren, Ihr Wohlbefinden steigern und Ihre Ziele erreichen.

3. Bewegungsprogramm

Wussten Sie, dass unser Körper auch lange nach dem Training noch Kalorien verbrennt? Die richtige Bewegung ist der Schlüssel zu einem aktiven Stoffwechsel und unterstützt den natürlichen Fettabbau während der Kur. Von sanften Alltagsaktivitäten bis hin zu gezielten Übungseinheiten - jede Form der Bewegung trägt zum Erfolg bei. Dabei kommt es nicht auf Höchstleistungen an, sondern auf die optimale Abstimmung von Intensität und Regelmäßigkeit. In diesem Kapitel erfahren Sie, wie Sie Ihr persönliches Bewegungsprogramm gestalten und damit Ihre Stoffwechselkur effektiv unterstützen können.

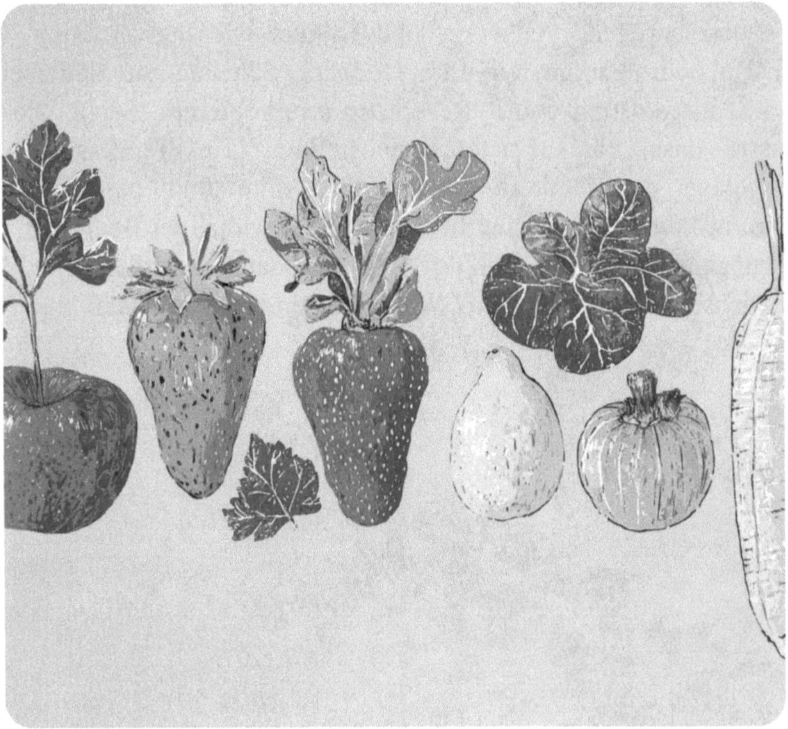

3. 1 Stoffwechselaktivierende Übungen

Ein aktiver Stoffwechsel ist zentral für die Gewichtsregulation und das allgemeine Wohlbefinden. Bewegung spielt dabei eine entscheidende Rolle. Dieses Kapitel stellt verschiedene Übungsformen vor, die den Stoffwechsel gezielt aktivieren und sowohl die Fettverbrennung als auch die allgemeine Fitness fördern. Dabei werden die jeweiligen Vorteile, die optimale Ausführung und mögliche Herausforderungen beleuchtet. Ausdauer-, Kraft- und Beweglichkeitstraining ergänzen sich optimal und bilden gemeinsam ein effektives Bewegungsprogramm. Die richtige Kombination dieser Trainingsformen ermöglicht es, den Stoffwechsel anzukurbeln, Muskeln aufzubauen und die Beweglichkeit zu verbessern. Entdecken Sie jetzt, wie Sie mit dem richtigen Trainingsprogramm Ihren Stoffwechsel auf natürliche Weise aktivieren und Ihre Fitnessziele erreichen können.

Die Kombination von Ausdauer- und Krafttraining mit Beweglichkeitsübungen maximiert die Stoffwechselaktivierung, fördert die Fettverbrennung und verbessert die allgemeine Fitness und Gesundheit.

Ausdauereinheiten

Ausdauereinheiten fördern die Fettverbrennung und steigern die allgemeine Fitness. Sie tragen zur Verbesserung der kardiovaskulären Gesundheit bei und erhöhen die Ausdauerleistungsfähigkeit. Durch regelmäßiges Training wird der Stoffwechsel angeregt, auch im Ruhezustand. Dieser Effekt wirkt sich positiv auf die Gewichtsregulation aus, da der Körper mehr Energie verbraucht. Die Intensität der Ausdauereinheiten beeinflusst, welche Energiequellen der Körper primär nutzt. Bei niedriger Intensität verbrennt der Körper vorwiegend Fett, während bei höherer Intensität Kohlenhydrate stärker ins Spiel kommen. Eine Pulsuhr kann helfen, den optimalen Bereich für die Fettverbrennung zu finden. Um den Stoffwechsel effektiv zu aktivieren, sollten Ausdauereinheiten über einen längeren Zeitraum durchgeführt werden. Kurze, intensive Belastungen sind zwar ebenfalls effektiv für die Fitness, aber für eine optimale Fettverbrennung und Stoffwechselaktivierung sind längere Einheiten von mindestens 30 bis 45 Minuten empfehlenswert. Die Dauer kann je nach individuellem Fitnesslevel angepasst werden. Beginnende sollten mit kürzeren Einheiten starten und die Dauer schrittweise steigern. Fortgeschrittene können die Dauer und Intensität der Einheiten erhöhen. Neben der Dauer spielt die Art der Ausdauereinheit eine Rolle. Geeignete Aktivitäten sind beispielsweise Joggen, Schwimmen, Radfahren oder schnelles Gehen. Wichtig ist, eine Aktivität zu wählen, die Freude bereitet und sich gut in den Alltag integrieren lässt. So lässt sich die Motivation langfristig aufrechterhalten. Variierende Trainingseinheiten vermeiden zudem ein Plateau und fördern den Trainingsfortschritt. Wer regelmäßig joggt, könnte beispielsweise eine Einheit durch Schwimmen ersetzen oder eine Radtour unternehmen. Die Integration von Ausdauereinheiten in den Alltag erfordert Planung und Disziplin. Alltagsaktivitäten wie Treppensteigen statt Fahrstuhl fahren oder zu Fuß zum Supermarkt gehen, bieten zusätzliche Möglichkeiten, den Stoffwechsel anzuregen und mehr Kalorien zu verbrennen. Diese kleinen Veränderungen im

Alltag summieren sich und tragen langfristig zur Verbesserung der Fitness und Gewichtsregulation bei. Wer seinen

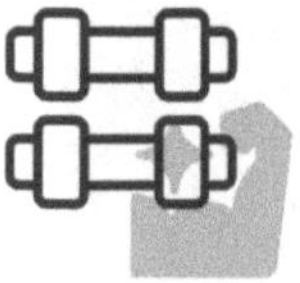

Arbeitsweg mit dem Fahrrad zurücklegt, spart nicht nur Zeit im Fitnessstudio, sondern tut gleichzeitig etwas für seine Gesundheit und die Umwelt. Neben der Fettverbrennung und Stoffwechselaktivierung bieten Ausdauereinheiten eine Reihe weiterer gesundheitlicher Vorteile. Sie stärken das Herz-Kreislauf-System, verbessern die Lungenfunktion und reduzieren das Risiko für chronische Erkrankungen wie Diabetes Typ 2, Bluthochdruck und bestimmte Krebsarten. Regelmäßiges Ausdauertraining wirkt sich positiv auf das Immunsystem aus, verbessert die Schlafqualität und fördert die Stressbewältigung. Ausdauersport trägt zudem zur Verbesserung der Stimmung bei und kann depressive Verstimmungen lindern. Für eine optimale Wirkung sollten Ausdauereinheiten regelmäßig in den Wochenplan integriert werden. Ideal sind drei bis fünf Einheiten pro Woche. Die Verteilung der Einheiten über die Woche kann individuell angepasst werden. Wichtig ist, auf seinen Körper zu hören und Ruhetage einzuplanen, um Übertraining zu vermeiden. Anzeichen für Übertraining können Müdigkeit, Schlafstörungen, Leistungseinbußen oder eine erhöhte Anfälligkeit für Infekte sein. In solchen Fällen ist es ratsam, das Trainingspensum zu reduzieren oder eine Pause einzulegen.

Neben der Häufigkeit und Dauer der Ausdauereinheiten ist auch die richtige Intensität wichtig. Als Faustregel gilt: Man sollte sich während des Trainings noch unterhalten können. Die Atmung sollte zwar etwas schneller sein, aber nicht so stark, dass man außer Atem gerät. Zu Beginn und am Ende jeder Einheit sollte eine Aufwärmphase und ein Cool-Down eingebaut werden, um den Körper auf die Belastung vorzubereiten und anschließend wieder zu beruhigen. Ein kurzes Dehnen nach dem Training verbessert die Flexibilität und beugt Muskelkater vor. Die Kombination von Ausdauereinheiten mit Krafttraining ist besonders effektiv, um den Stoffwechsel anzuregen und die Körperzusammensetzung zu verbessern. Krafttraining baut Muskelmasse auf, was den Grundumsatz erhöht und somit auch im Ruhezustand mehr Kalorien verbrannt werden. Zwei bis drei Krafttrainingseinheiten pro Woche, die alle wichtigen Muskelgruppen beanspruchen, sind empfehlenswert. Übungen mit dem eigenen Körpergewicht, wie Liegestütze, Kniebeugen oder Ausfallschritte, sind eine effektive Möglichkeit, Kraft aufzubauen, ohne Geräte zu benötigen. Wer im Büro arbeitet, kann zwischendurch kurze Pausen nutzen, um ein paar Dehnübungen zu machen oder die Treppe statt des Aufzugs zu benutzen. Die Ernährung spielt eine wichtige Rolle für den Erfolg der Stoffwechselkur. Eine ausgewogene Ernährung mit viel Obst, Gemüse, Vollkornprodukten, magerem Eiweiß und gesunden Fetten liefert dem Körper die notwendigen Nährstoffe und unterstützt den Stoffwechsel. Ausreichend Flüssigkeit ist ebenfalls wichtig, um die Stoffwechselprozesse optimal zu unterstützen. Wasser, ungesüßter Tee oder Saftschorlen sind die besten Durstlöscher. Zuckerhaltige Getränke sollten vermieden werden, da sie den Stoffwechsel negativ beeinflussen können. Wer abends nach

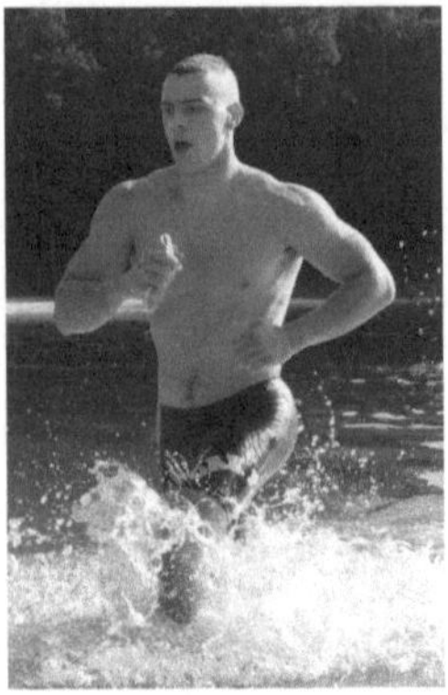

Flexibilität [i29]

der Arbeit noch Hunger verspürt, kann einen kleinen, proteinreichen Snack zu sich nehmen, wie zum Beispiel einen Naturjoghurt mit Nüssen und Beeren, um Heißhungerattacken vorzubeugen. Eine gesunde Lebensweise mit regelmäßiger Bewegung und ausgewogener Ernährung ist der Schlüssel zu einem aktiven Stoffwechsel und langfristigem Wohlbefinden. Ausdauereinheiten bilden eine wichtige Grundlage für die Steigerung der Fitness, die Förderung der Fettverbrennung und die Verbesserung der Gesundheit. Durch die Integration von Ausdauereinheiten in den Alltag, gepaart mit einer bewussten Ernährung, lassen sich nachhaltige Erfolge erzielen.

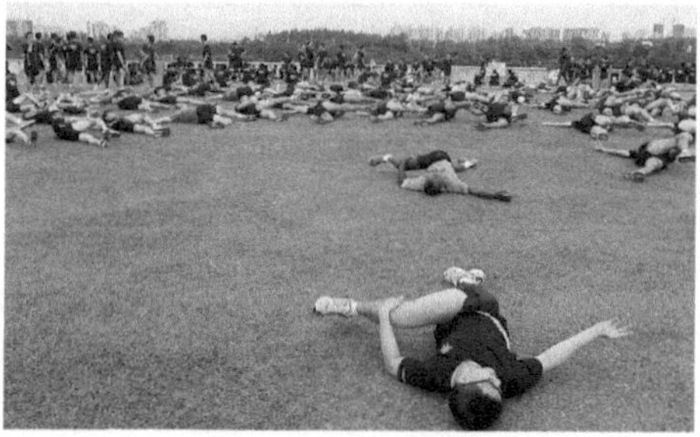

Cool-Down [i28]

Gut zu wissen

Bluthochdruck

Chronisch erhöhter Blutdruck, der das Risiko für Herz-Kreislauf-Erkrankungen erhöht. Ausdauertraining kann helfen, den Blutdruck zu senken und so die positiven Effekte der Stoffwechselkur zu unterstützen.

Cool-Down

Die Abkühlphase nach dem Training, die den Körper langsam wieder in den Ruhezustand bringt. Ein Cool-Down hilft, Muskelkater zu vermeiden und die Regeneration nach dem Sport im Rahmen der Stoffwechselkur zu fördern.

Flexibilität

Die Beweglichkeit der Gelenke und Muskeln. Regelmäßiges Dehnen verbessert die Flexibilität und beugt Verletzungen vor, was besonders bei einer Stoffwechselkur mit erhöhter körperlicher Aktivität wichtig ist.

Grundumsatz

Die Menge an Energie, die der Körper im Ruhezustand benötigt. Krafttraining erhöht den Grundumsatz durch den Aufbau von Muskelmasse, was den Erfolg einer Stoffwechselkur unterstützt, da mehr Kalorien verbrannt werden.

Kardiovaskulär

Bezieht sich auf das Herz und die Blutgefäße. Verbesserte kardiovaskuläre Gesundheit durch Ausdauersport reduziert das Risiko für Herzerkrankungen und Schlaganfälle im Rahmen einer Stoffwechselkur.

Herzfrequenz und Fettverbrennung während des Trainings

Zusammenhang zwischen Herzfrequenz und Fettverbrennung bei verschiedenen Trainingsintensitäten.

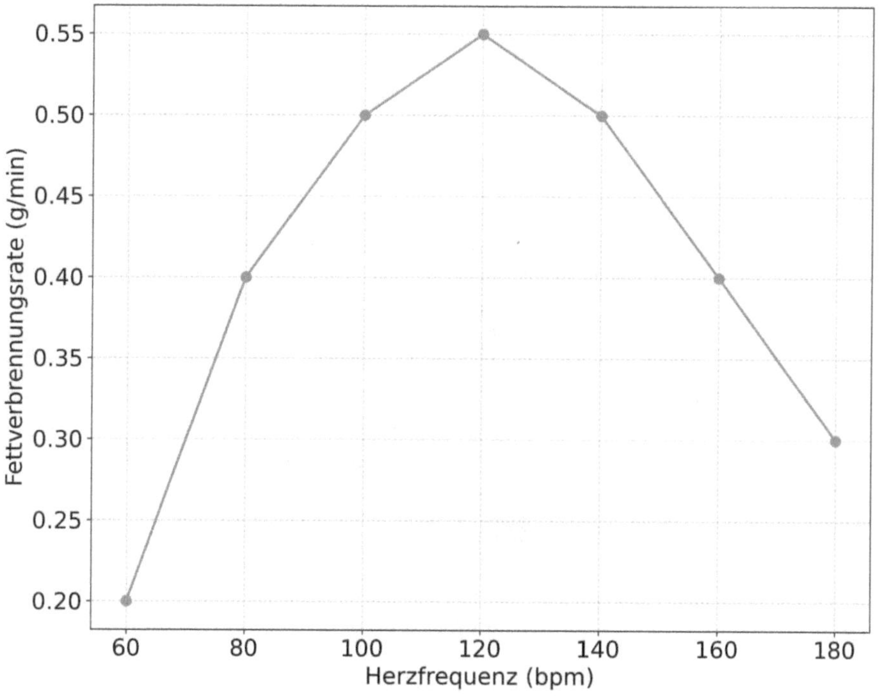

Die Grafik zeigt, dass die Fettverbrennung bei moderaten Trainingsintensitäten maximiert wird. Während höhere Intensitäten insgesamt mehr Kalorien verbrennen, nimmt der Anteil der verbrannten Fette ab, da der Körper verstärkt auf Kohlenhydrate als Energiequelle zurückgreift. Dies unterstreicht die Bedeutung von moderaten Trainingseinheiten für eine optimale Fettverbrennung.

Krafttraining

Krafttraining beansprucht die Muskulatur durch gezielte Widerstände und stimuliert dadurch deren Wachstum und Stärkung. Dieser Prozess, die sogenannte Muskelhypertrophie, erhöht den Kalorienverbrauch nicht nur während des Trainings, sondern auch in Ruhephasen. Denn mehr Muskelmasse bedeutet einen höheren Grundumsatz – der Körper verbrennt also auch im Ruhezustand mehr Energie. [s38] Neben der positiven Wirkung auf den Stoffwechsel und die Körperzusammensetzung verbessert Krafttraining auch die Knochendichte, was besonders für Frauen relevant ist, da sie im Alter häufiger von Osteoporose betroffen sind. [s39] Zusätzlich stärkt regelmäßiges Training mit Gewichten oder dem eigenen Körpergewicht die Gelenke und Bänder und beugt so Verletzungen im Alltag vor.

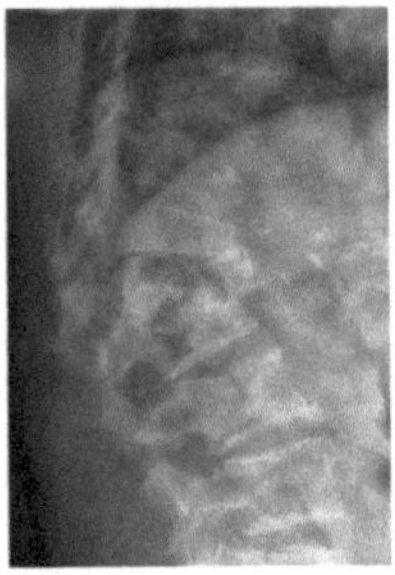

Osteoporose [i30]

Die Integration von Krafttraining in ein Bewegungsprogramm sollte gut geplant sein. Zwei bis drei Einheiten pro Woche, die alle großen Muskelgruppen – Beine, Rücken, Brust, Schultern, Arme und Bauch – einbeziehen, sind ausreichend. Anfänger sollten mit geringeren Gewichten oder dem eigenen Körpergewicht beginnen und die Belastung langsam steigern. Wichtig ist die korrekte Ausführung der Übungen, um Verletzungen zu vermeiden. Wer unsicher ist, kann sich von einem Trainer oder einer Trainerin im Fitnessstudio anleiten lassen. Etwa bei Kniebeugen sollte darauf geachtet werden, dass der Rücken gerade bleibt und die Knie nicht über die Fußspitzen hinausragen. Für den Muskelaufbau ist nicht nur das Training selbst, sondern auch die Regeneration entscheidend. Die Muskeln benötigen nach der Belastung Zeit, um sich zu erholen und zu wachsen. Ausreichend Schlaf und eine proteinreiche Ernährung unterstützen diesen Prozess. Auch die Einnahme von Medikamenten kann die Wirkung von Krafttraining beeinflussen. So kann etwa intensive körperliche Aktivität die Magenmotilität verringern und die Aufnahme bestimmter Medikamente verzögern. [s40] Wer regelmäßig Medikamente einnimmt, sollte daher mit seinem Arzt oder seiner Ärztin sprechen, um mögliche Wechselwirkungen mit dem Training zu besprechen. Auch hormonelle Reaktionen auf Krafttraining sind zu beobachten, wie etwa ein Anstieg von Testosteron und Östradiol. [s38] Diese Reaktionen können je nach Geschlecht, Trainingsintensität und anderen individuellen Faktoren variieren. So können bei Frauen sowohl die freien als auch die gesamten Testosteronwerte nach einer Krafttrainingseinheit erhöht sein. [s38] Die langfristigen Auswirkungen auf den Hormonhaushalt sind jedoch noch nicht umfassend erforscht. Krafttraining kann also

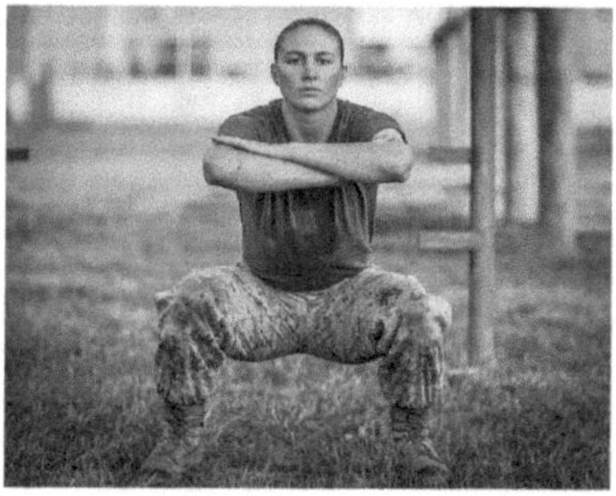

Kniebeuge [i31]

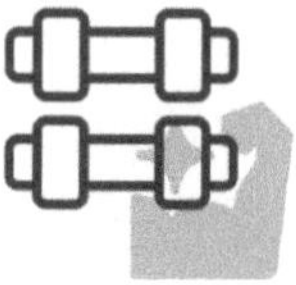

vielfältige Auswirkungen auf den Körper haben, die über den reinen Muskelaufbau hinausgehen.

Gut zu wissen

Magenmotilität

Die Magenmotilität beschreibt die Bewegung des Magens, die Nahrung durch den Verdauungstrakt transportiert. Intensives Training kann diese Bewegung verlangsamen und die Aufnahme von Nährstoffen, die für den Erfolg einer Stoffwechselkur wichtig sind, beeinflussen.

Muskelhypertrophie

Muskelhypertrophie ist das Wachstum von Muskelgewebe durch Zunahme des Volumens der einzelnen Muskelfasern. Sie wird durch regelmäßiges Krafttraining stimuliert und trägt zu einem erhöhten Kalorienverbrauch bei, was den Fettabbau während einer Stoffwechselkur unterstützen kann.

Osteoporose

Osteoporose ist eine Erkrankung, die die Knochen schwächt und sie anfälliger für Brüche macht. Krafttraining kann helfen, die Knochendichte zu verbessern und das Risiko von Osteoporose zu verringern, was besonders während einer Stoffwechselkur wichtig für den Erhalt der körperlichen Gesundheit ist.

Testosteron

Testosteron ist ein Hormon, das sowohl bei Männern als auch bei Frauen vorkommt und eine wichtige Rolle beim Muskelaufbau und der Fettverbrennung spielt. Krafttraining kann den Testosteronspiegel erhöhen, was den Erfolg einer Stoffwechselkur ohne HCG positiv beeinflussen kann.

Stoffwechselaktivierung durch Krafttrainingsübungen

Vergleich des Kalorienverbrauchs bei verschiedenen Übungen

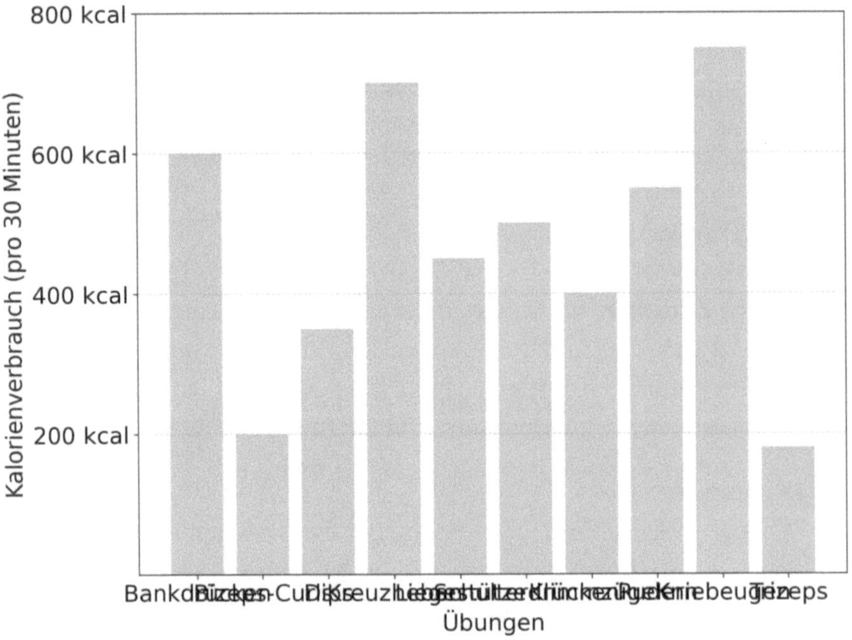

BP: Bankdrücken

Curl: Bizeps-Curls

Dips: Dips

DL: Kreuzheben

Lung: Ausfallschritte

OHP: Schulterdrücken

Pull: Klimmzüge

Rows: Rudern

Squ: Kniebeugen

Tri: Trizepsextensionen

Hochintensive Verbundübungen wie Kniebeugen, Kreuzheben und Bankdrücken bewirken die stärkste Stoffwechselreaktion und verbrennen sowohl während als auch nach dem Training mehr Kalorien. Isolationsübungen wie Bizeps-Curls und Trizepsextensionen sind zwar vorteilhaft für das Muskelwachstum, haben aber eine vergleichsweise geringere Auswirkung auf die Stoffwechselaktivierung. Dies legt nahe, dass Verbundübungen Vorrang haben sollten, um den Kalorienverbrauch und den Stoffwechselschub während eines nicht-HCG-Stoffwechselprogramms zu maximieren.

Beweglichkeitsübungen

Beweglichkeitsübungen erhalten und verbessern die Gelenkfunktion und fördern die flexibilitaet der Muskulatur. Ein uneingeschränkter Bewegungsumfang erleichtert Alltagsaktivitäten und beugt Verletzungen vor, indem Muskeln, Sehnen und Bänder geschmeidig bleiben. Beweglichkeitstraining kann in den Alltag integriert werden, etwa durch regelmäßiges Dehnen nach dem Aufstehen oder vor dem Schlafengehen. Dynamische Dehnübungen, bei denen die Gelenke durch Bewegung mobilisiert werden – etwa Armkreisen oder Beinpendeln –, eignen sich besonders als Vorbereitung auf sportliche Aktivitäten. Statisches Dehnen, bei dem eine Dehnposition für eine gewisse Zeit gehalten wird, ist hingegen effektiver zur Verbesserung der allgemeinen Beweglichkeit und sollte idealerweise nach dem Sport oder an trainingsfreien Tagen durchgeführt werden. Wer beispielsweise viel sitzt, profitiert von regelmäßigen Dehnübungen für Hüftbeuger und Brustmuskulatur, um Verspannungen entgegenzuwirken und die Körperhaltung zu verbessern. Auch wenn der Fokus einer Stoffwechselkur auf der Aktivierung des Stoffwechsels durch Ausdauer- und Krafttraining liegt, sollte Beweglichkeitstraining nicht vernachlässigt werden, da es die Leistungsfähigkeit steigert und Verletzungen vorbeugt. Während der Schwangerschaft können Beweglichkeitsübungen die Plazentafunktion positiv beeinflussen und so zur Gesundheit des Kindes beitragen [s41]. Schwangere sollten jedoch Rücksprache mit ihrem Arzt halten, um ein geeignetes Trainingsprogramm zu erstellen. Durch die Kombination verschiedener Trainingsformen – Ausdauer, Kraft und Beweglichkeit – wird ein ganzheitliches Bewegungsprogramm geschaffen, das sowohl die körperliche Fitness als auch das allgemeine Wohlbefinden fördert. Regelmäßiges Training, gepaart mit einer ausgewogenen Ernährung, unterstützt die

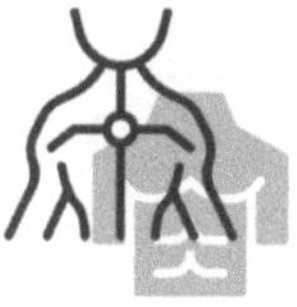

Gewichtsregulation und trägt langfristig zu einem gesunden Lebensstil bei.

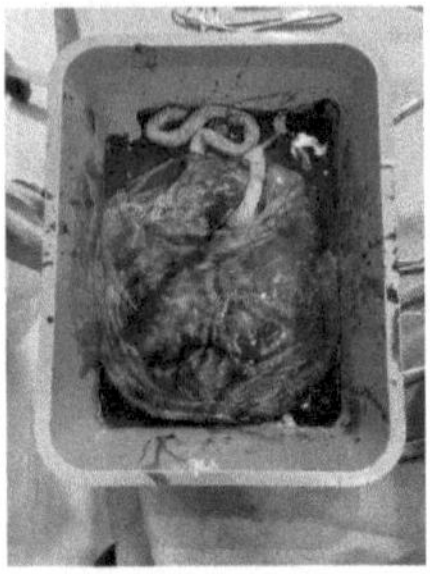

Plazenta [i32]

Gut zu wissen

Beweglichkeitstraining

Beweglichkeitstraining kann helfen, muskuläre Dysbalancen auszugleichen, die den Stoffwechsel negativ beeinflussen können. Ein ausgeglichener Muskeltonus unterstützt eine optimale Körperhaltung und -funktion.

Dynamische Dehnübungen

Dynamische Dehnübungen vor dem Training bereiten die Muskulatur optimal auf die Belastung vor und fördern die Durchblutung, was die Effektivität des Trainings im Hinblick auf die Stoffwechselaktivierung steigert.

Statisches Dehnen

Regelmäßiges statisches Dehnen nach dem Training kann die Muskelentspannung fördern und so die Regeneration beschleunigen, was wiederum positive Auswirkungen auf den Stoffwechsel hat.

Bewegungsintensität und Stoffwechselaktivierung

Vergleich des Stoffwechseleffekts verschiedener Übungen.

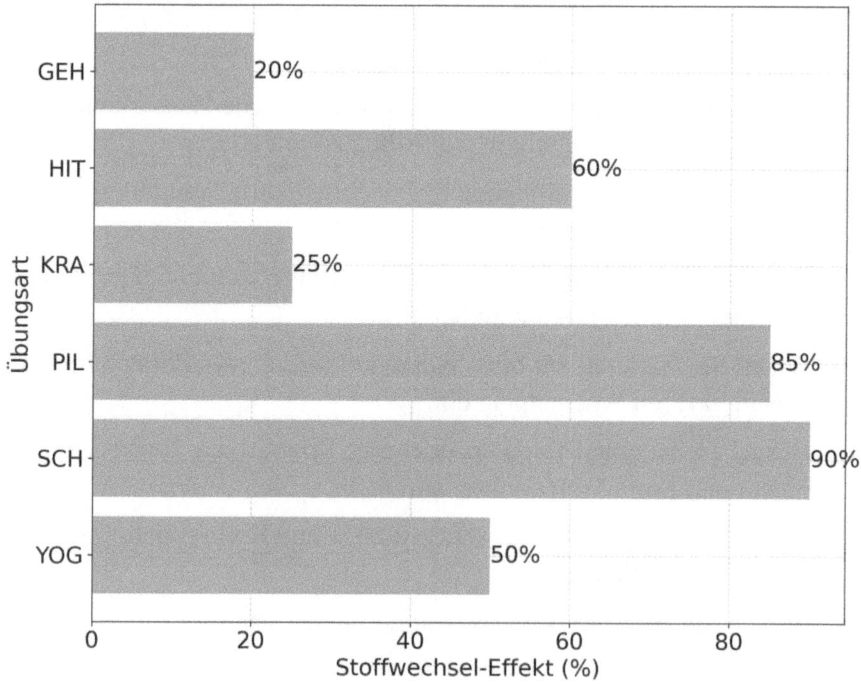

GEH: Gehen
HIT: HIIT
KRA: Krafttraining
PIL: Pilates
SCH: Schwimmen
YOG: Yoga

Das horizontale Balkendiagramm veranschaulicht den relativen Einfluss verschiedener Bewegungsformen auf den Stoffwechsel. Yoga und Pilates zeigen den geringsten Einfluss, während HIIT und Krafttraining den Stoffwechsel am stärksten aktivieren. Moderate Aktivitäten wie Gehen und Schwimmen liegen im mittleren Bereich und bieten einen ausgewogenen Ansatz.

Konkrete Ratschläge

- Verwandeln Sie Ihren Arbeitsweg in ein Mini-Workout und legen Sie Teilstrecken zu Fuß oder mit dem Fahrrad zurück.
- Nutzen Sie die Mittagspause für einen Spaziergang im Park oder ein paar Treppenläufe im Bürogebäude.
- Steigen Sie eine Station früher aus dem Bus oder der Bahn und gehen Sie den Rest des Weges zügig zu Fuß.
- Tänzen Sie zu Ihrer Lieblingsmusik, während Sie Hausarbeiten erledigen, um Bewegung in den Alltag zu integrieren.
- Organisieren Sie regelmäßige Spaziergänge oder Wanderungen mit Freunden oder der Familie.
- Erledigen Sie Besorgungen in der Umgebung zu Fuß oder mit dem Fahrrad, anstatt das Auto zu benutzen.
- Bauen Sie Gartenarbeit oder andere körperliche Aktivitäten im Freien in Ihren Wochenplan ein.
- Besuchen Sie einen Tanzkurs oder eine Sportart, die Ihnen Spaß macht und Ihren Stoffwechsel anregt.
- Nutzen Sie Treppenhäuser statt Aufzüge und Rolltreppen, wann immer es möglich ist.
- Parken Sie Ihr Auto bewusst weiter entfernt von Ihrem Ziel, um zusätzliche Gehminuten zu sammeln.
- Stehen Sie während Telefonaten oder beim Lesen auf und gehen Sie im Raum umher.
- Machen Sie in regelmäßigen Abständen kurze Bewegungspausen am Arbeitsplatz, zum Beispiel Dehnübungen oder Hampelmänner.
- Verabreden Sie sich mit Freunden zu sportlichen Aktivitäten, anstatt zum Kaffeetrinken.

3. 2 Trainingsintensität

Die richtige Trainingsintensität ist entscheidend für den Erfolg Ihrer Stoffwechselkur ohne HCG. Sie beeinflusst sowohl die Fettverbrennung als auch Ihre allgemeine Gesundheit. Eine zu hohe Belastung führt zu Übertraining und Verletzungsrisiko, während eine zu geringe Intensität den Trainingseffekt minimiert. Die Herausforderung besteht darin, die optimale Balance zwischen Anstrengung und Regeneration zu finden. Faktoren wie Ihre aktuelle Fitness, eventuelle Vorerkrankungen und Ihre persönlichen Ziele spielen eine wichtige Rolle bei der Gestaltung Ihres Trainingsplans. Die Einhaltung dieses Plans ist entscheidend für den Erfolg. Finden Sie heraus, wie Sie Ihre Trainingsintensität optimal steuern und Ihre Ziele effektiv erreichen.

Die optimale Trainingsintensität liegt im individuellen Sweet Spot zwischen fordernder Belastung und sicherer Verträglichkeit.

Belastungssteuerung

Belastungssteuerung im Rahmen einer Trainingsintensität-Stoffwechselkur ohne HCG erfordert eine sorgfältige Planung und Anpassung an die individuellen Bedürfnisse. Ein gut strukturiertes Programm, etwa mit hochintensivem Widerstandstraining (HIT-RT), kann bereits mit zwei wöchentlichen Einheiten von 35-50 Minuten positive Effekte auf kardiometabolische Risikofaktoren erzielen [s42]. Dabei ist die Intensität des Trainings entscheidend: Hohe Intensität wirkt sich vorteilhafter auf kardiometabolische Parameter aus als niedrigere Intensität [s42]. Die Überwachung und Anleitung während des Trainings sind wichtig, um die Sicherheit und Effektivität zu gewährleisten [s42]. Ein Trainingsplan sollte folgende Punkte berücksichtigen: die aktuelle Fitness, eventuelle Vorerkrankungen und die persönlichen Ziele. Die Adhärenz, also die Einhaltung des Trainingsplans, ist entscheidend für den Erfolg. Studien zeigen, dass die Adhärenz im Laufe einer Intervention abnehmen kann und Faktoren wie Zeitmangel oder Verletzungsangst die Trainingsteilnahme beeinflussen [s43]. Um dem entgegenzuwirken, ist es hilfreich, realistische Ziele zu setzen, das Training in den Alltag zu integrieren und gegebenenfalls professionelle Unterstützung in Anspruch zu nehmen. Auch die Wahl der Trainingsmethode kann die Adhärenz beeinflussen. So zeigen etwa hochintensives Intervalltraining (HIIT) und circuit aerobic and resistance training (CAET) unterschiedliche Adhärenzmuster [s43]. Die Kombination von HIT-RT mit einer moderaten Proteinzufuhr kann, insbesondere für ältere Menschen, vorteilhaft sein, um den erhöhten Proteinbedarf zu decken [s42]. Die richtige Belastungssteuerung ist somit ein dynamischer Prozess, der ständige Anpassung und Selbstreflexion erfordert, um langfristig Trainingserfolge zu sichern und die Motivation zu erhalten.

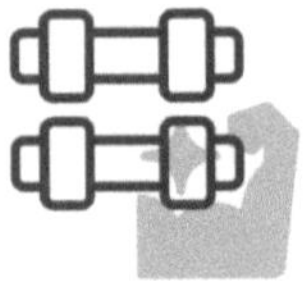

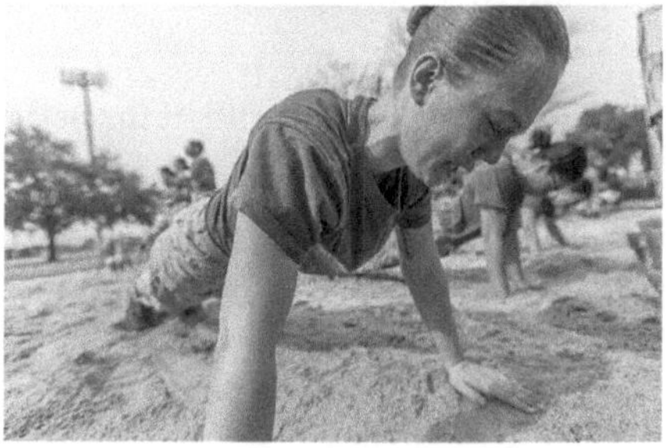

Hochintensives Intervalltraining [i33]

Gut zu wissen

Circuit Aerobic and Resistance Training (CAET)
Kombiniert Ausdauer- und Krafttraining in einem Zirkel. Diese Methode kann sowohl die Ausdauer als auch die Muskelkraft verbessern und ist daher eine gute Option für eine Stoffwechselkur.

Hochintensives Widerstandstraining (HIT-RT)
Eine Trainingsmethode, bei der kurze, intensive Krafttrainingsübungen mit kurzen Erholungsphasen kombiniert werden. Diese Methode ist effektiv, um die Muskelkraft zu steigern und den Stoffwechsel anzukurbeln, was besonders während einer Stoffwechselkur ohne HCG von Vorteil sein kann.

Belastungsmanagement in metabolischen Diäten (Kein HCG)

Trainingsintensität, Dauer und Erholung visualisiert für Belastungsmanagement in metabolischen Diäten.

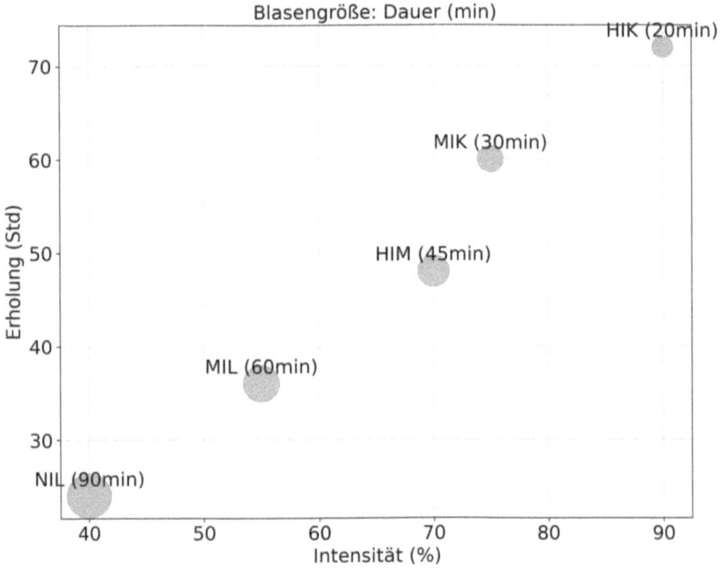

Blasengröße: Dauer (min)

HIK: Hohe Intensität Kurz

MIK: Mittlere Intensität Kurz

NIL: Niedrige Intensität Lang

HIM: Hohe Intensität Mittel

MIL: Mittlere Intensität Lang

Die Grafik zeigt das Zusammenspiel zwischen Trainingsintensität, Dauer und Erholung. Längere Einheiten bei niedrigerer Intensität benötigen generell weniger Erholungszeit, während kurze, hochintensive Workouts längere Erholungsphasen erfordern. Die Ausbalancierung dieser Faktoren ist entscheidend für die Optimierung der Trainingsanpassungen und die Vermeidung von Übertraining im Kontext einer metabolischen Diät.

Regenerationsphasen

Regenerationsphasen sind für den Trainingserfolg und die Vermeidung von Übertraining unerlässlich. Aktive Regeneration, wie sie in einigen Trainingsprotokollen alle vier Wochen eingeplant wird [s44], fördert die Erholung, indem sie die Durchblutung der Muskulatur verbessert und den Abtransport von Stoffwechselprodukten beschleunigt. Leichte Aktivitäten wie Spaziergänge, Yoga oder Schwimmen eignen sich hierfür besonders gut. So kann ein Spaziergang von 30 Minuten an trainingsfreien Tagen die Regeneration unterstützen und gleichzeitig die allgemeine Fitness verbessern. Die Integration von explosiven Bewegungen in die konzentrische Phase des Trainings, wie in einigen Studien praktiziert [s44], kann die Trainingsintensität steigern und neue Reize setzen. Allerdings sollte dies nur bei fortgeschrittenen Trainierenden und unter professioneller Anleitung erfolgen, um das Verletzungsrisiko zu minimieren. Neben der aktiven Regeneration spielt auch die passive Regeneration eine wichtige Rolle. Ausreichend Schlaf von sieben bis neun Stunden pro Nacht und eine ausgewogene Ernährung unterstützen die körperliche Erholung. Die Reduktion intensiver körperlicher Betätigung 48 Stunden vor Leistungsbewertungen, wie in manchen Studien gefordert [s44], dient dazu, die Muskulatur vollständig zu regenerieren und so optimale Testergebnisse zu ermöglichen. Dies verdeutlicht, dass Regenerationsphasen individuell angepasst werden müssen und fester Bestandteil eines jeden Trainingsplans sein sollten, um langfristige Fortschritte zu erzielen und Überlastung zu vermeiden.

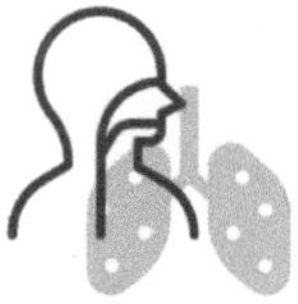

Gut zu wissen

Leistungsbewertungen

Leistungsbewertungen sollten während einer Stoffwechselkur ohne HCG angepasst werden, um den Körper nicht zu überlasten. Die Ergebnisse der Bewertungen können Aufschluss über den aktuellen Stoffwechselzustand und die Trainingsintensität geben.

Passive Regeneration

Passive Regeneration ist wichtig, um dem Körper die Möglichkeit zu geben, sich zu erholen und die Stoffwechselprozesse zu optimieren. Ausreichend Schlaf und eine ausgewogene Ernährung sind essentiell für eine erfolgreiche Stoffwechselkur.

Regenerationsphasen

Während einer Stoffwechselkur ohne HCG sind Regenerationsphasen wichtig, um dem Körper die Möglichkeit zu geben, sich an die veränderte Stoffwechsellage anzupassen und Muskelabbau zu vermeiden. Ausreichende Regeneration unterstützt die Fettverbrennung und den Erhalt der Muskelmasse.

Trainingsprotokolle

Trainingsprotokolle sollten während einer Stoffwechselkur ohne HCG an die individuellen Bedürfnisse und den aktuellen Stoffwechselzustand angepasst werden. Die Berücksichtigung von Regenerationsphasen ist entscheidend für den Erfolg der Kur.

Stoffwechselraten-Erholung

Stoffwechselraten-Erholung nach einer sehr kalorienarmen Diät (VKAD).

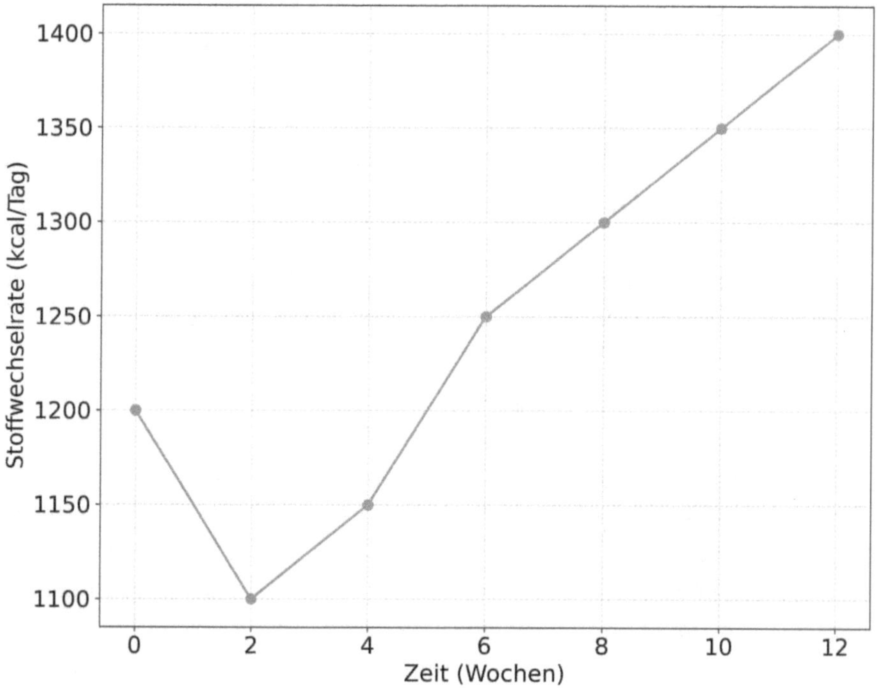

Diese Grafik zeigt die typische Erholung der Stoffwechselrate nach einer VKAD ohne HCG. Der anfängliche Einbruch stellt die metabolische Verlangsamung dar, die häufig während der Kalorienrestriktion auftritt. Der anschließende allmähliche Anstieg zeigt die Rückkehr der Stoffwechselrate des Körpers in Richtung Ausgangswert, wobei die vollständige Erholung Zeit in Anspruch nehmen kann und individuell variiert, basierend auf Faktoren wie Diät-Einhaltung, Bewegung und individuellem Stoffwechsel.

Leistungssteigerung

Leistungssteigerung innerhalb einer Trainingsintensität-Stoffwechselkur ohne HCG basiert auf der richtigen Balance zwischen Belastung und Erholung. Neben den bereits erwähnten Aspekten der Regeneration und Belastungssteuerung, spielt die individuelle Anpassung des Trainingsplans eine entscheidende Rolle für den Fortschritt. Während hochintensives Intervalltraining (HIIT) bei Jugendlichen die kardiovaskuläre Fitness effektiv verbessern kann [s45], profitieren pädiatrische Krebspatienten von regelmäßigen Kraftübungen zur Erhaltung und Verbesserung ihrer motorischen Leistung und Muskelkraft [s46]. Diese Beispiele verdeutlichen, wie wichtig eine auf den individuellen Gesundheitszustand und die körperliche Leistungsfähigkeit abgestimmte Trainingsgestaltung ist. Die Intensität sollte so gewählt werden, dass sie zwar fordernd, aber gleichzeitig auch sicher und verträglich ist. Eine zu hohe Intensität kann zu Überlastung und Verletzungen führen, während eine zu geringe Intensität den Trainingseffekt minimiert. Wie bei Krebspatienten gezeigt, kann eine individualisierte Anpassung der Belastung die Leistungsfähigkeit positiv beeinflussen, ohne schwerwiegende Nebenwirkungen zu verursachen [s46]. Auch die Wahl der Trainingsmethode kann an die individuellen Bedürfnisse angepasst werden. Sowohl kontinuierliches als auch Intervalltraining erzielen vergleichbare Verbesserungen der Trainingskapazität und der gesundheitsbezogenen Lebensqualität [s47]. Somit kann die bevorzugte Methode gewählt werden, um die Motivation und die langfristige Einhaltung des Trainingsplans zu fördern. Ein Trainingstagebuch, in dem Trainingsintensität, Dauer und subjektives Empfinden dokumentiert werden, kann helfen, die optimale Belastung zu finden und den Trainingsplan kontinuierlich an die individuellen Fortschritte anzupassen. So lässt sich die

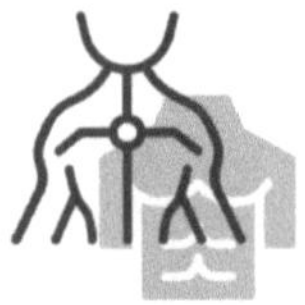

Leistungssteigerung maximieren und gleichzeitig das Risiko von Übertraining minimieren.

Gut zu wissen

Intervalltraining

Trainingsmethode, die sich durch den Wechsel zwischen hochintensiven Belastungs- und Erholungsphasen auszeichnet. Diese Art von Training kann den Stoffwechsel effektiv ankurbeln und die Fettverbrennung fördern, was besonders in einer Stoffwechselkur ohne HCG von Vorteil ist.

Kontinuierliches Training

Bezeichnet eine gleichmäßige Trainingsbelastung über einen längeren Zeitraum, z.B. Joggen mit konstanter Geschwindigkeit. Diese Trainingsform kann den Stoffwechsel schonend aktivieren und die Fettverbrennung anregen, was für eine Stoffwechselkur ohne HCG relevant ist.

Trainingsintensitätsverteilung

Aufschlüsselung der Trainingsintensität zur Stoffwechselverbesserung.

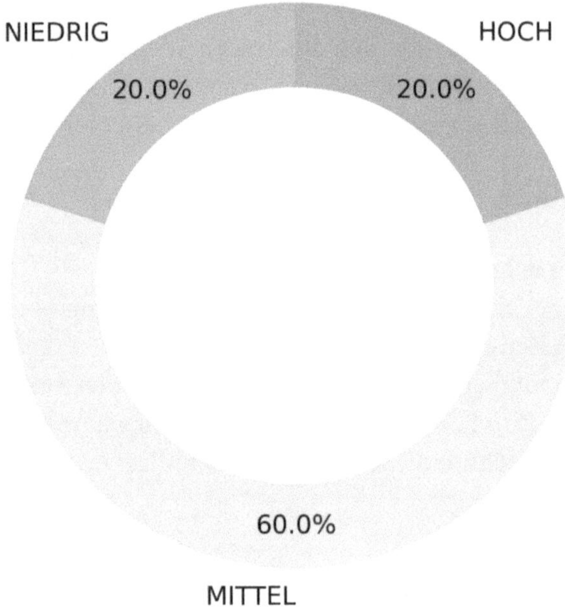

- HOCH: Hohe Intensität (z.B. HIIT, Sprints)
- MITTEL: Mittlere Intensität (z.B. zügiges Gehen, Radfahren)
- NIEDRIG: Niedrige Intensität (z.B. Gehen, Yoga)

Das Diagramm veranschaulicht die Verteilung der Trainingsintensität mit Fokus auf niedrige, moderate und hohe Intensität. Ein bedeutender Anteil an moderater Intensität deutet auf einen ausgewogenen Ansatz zur Optimierung der Stoffwechselfunktion ohne übermäßigen Stress hin, während die Einbeziehung von Einheiten mit hoher und niedriger Intensität zur allgemeinen Fitnessverbesserung und Erholung beiträgt.

Konkrete Ratschläge

- Spüren Sie während des Trainings in Ihren Körper hinein und justieren Sie die Intensität je nach Tagesform.
- Verändern Sie die Trainingsintensität innerhalb einer Einheit durch Tempowechsel oder Variationen der Übungsausführung.
- Nutzen Sie Ihr Bewegungsprogramm als Experimentierfeld: Testen Sie Ihre Grenzen vorsichtig aus und finden Sie Ihre persönliche Wohlfühlintensität.
- Steigern Sie die Intensität nicht linear, sondern wellenförmig: Nach einer intensiven Phase folgt eine moderate Regenerationsphase.
- Setzen Sie sich Zwischenziele für Ihre Trainingsintensität und belohnen Sie sich für erreichte Steigerungen.
- Visualisieren Sie vor dem Training Ihr Bewegungsprogramm und stimmen Sie sich mental auf die gewünschte Intensität ein.
- Trainieren Sie gemeinsam mit einem Partner und motivieren Sie sich gegenseitig zu höheren Leistungen, ohne sich zu überfordern.
- Nutzen Sie Musik, um Ihre Trainingsintensität zu steuern und sich rhythmisch zu bewegen.
- Variieren Sie die Trainingsumgebung: Trainieren Sie mal drinnen, mal draußen, um neue Reize zu setzen.
- Integrieren Sie spielerische Elemente in Ihr Bewegungsprogramm, um die Motivation und die Freude an der Bewegung zu fördern.
- Reflektieren Sie nach jeder Trainingseinheit Ihre Intensität und notieren Sie Ihr subjektives Empfinden, um langfristig Ihre Fortschritte zu beobachten.
- Achten Sie auf die Signale Ihres Körpers und reduzieren Sie die Intensität bei Schmerzen oder Unwohlsein.

3. 3 Alltagsaktivitäten

Bewegung im Alltag zu integrieren, ist essentiell für einen erfolgreichen Stoffwechsel und nachhaltige Fettverbrennung. Dies stellt jedoch viele vor Herausforderungen: Wie findet man Zeit für Bewegung neben Beruf, Familie und anderen Verpflichtungen? Wie etabliert man dauerhaft neue Gewohnheiten und überwindet den inneren Schweinehund? Dieser Abschnitt zeigt Ihnen, wie Sie mit kleinen, aber effektiven Veränderungen im Alltag große Erfolge erzielen. Entdecken Sie einfache Strategien, mit denen Sie Bewegung mühelos in Ihren Tagesablauf integrieren und Ihre Stoffwechselkur optimal unterstützen.

Nachhaltige Bewegungssteigerung im Alltag gelingt durch schrittweise Modifikation bestehender Gewohnheiten und die Integration kleiner, aber regelmäßiger Aktivitäten, kombiniert mit effektivem Stressmanagement.

Bewegungsroutinen

Bewegungsroutinen etablieren sich nicht über Nacht. Die Entwicklung stabiler Gewohnheiten braucht Zeit und ist individuell verschieden [s48]. Anstatt von heute auf morgen das Leben komplett umzukrempeln, ist es sinnvoller, schrittweise Veränderungen einzuführen und realistische Erwartungen zu haben [s48]. Gesunde Routinen sollten möglichst automatisiert ablaufen und wenig bewusste Entscheidungen erfordern [s48]. Unterstützung bei der Planung kann den Aufbau solcher Routinen erleichtern [s48]. Man könnte etwa feste Zeiten für sportliche Aktivitäten im Kalender blockieren, ähnlich wie Termine für berufliche Besprechungen. Langfristig ist es das Ziel, Bewegung fest in den Alltag zu integrieren [s49]. Das muss nicht zwangsläufig bedeuten, jeden Tag ins Fitnessstudio zu gehen. Bereits kleine Anpassungen im Tagesablauf können viel bewirken. Wer statt dem Aufzug die Treppe benutzt oder kurze Strecken zu Fuß oder mit dem Fahrrad zurücklegt, integriert Bewegung fast unbemerkt in den Alltag [s49]. Wichtig ist, kreativ zu werden und Strategien zu entwickeln, die Routine auch bei Rückschlägen aufrechtzuerhalten [s49]. Sollte man beispielsweise einen geplanten Lauf wegen schlechten Wetters ausfallen lassen müssen, könnte man stattdessen ein kurzes Heimtraining absolvieren. Neben der Integration von Bewegung in den Alltag ist es ratsam, gezielt verschiedene Trainingsarten in die Bewegungsroutine einzubeziehen [s50]. Ausdauertraining, wie Joggen oder Schwimmen, stärkt Herz, Lunge und Kreislauf und erhöht die Leistungsfähigkeit im Alltag [s50]. Krafttraining fördert den Muskelaufbau, was nicht nur die körperliche Stärke, sondern auch die Unabhängigkeit im Alter erhält [s50]. Gleichgewichtstraining – etwa Yoga oder Tai-Chi – beugt Stürzen vor, ein wichtiger Aspekt besonders für ältere Menschen [s50]. Und schließlich verbessert regelmäßiges Dehnen die flexibilitaet und erleichtert alltägliche Bewegungen [s50]. Eine Kombination aus diesen vier Übungstypen – Ausdauer, Kraft,

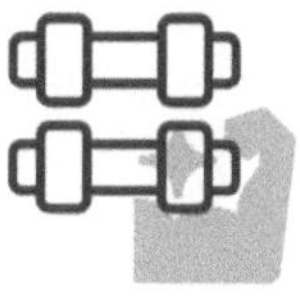

Gleichgewicht und Flexibilität – sorgt für einen optimalen Trainingseffekt und trägt langfristig zur Gesundheit bei [s50]. Aktivitäten mit anderen zusammen zu planen und gemeinsame Ziele zu setzen, kann die Motivation steigern und die Routine festigen [s49].

Gut zu wissen

Individuell

Bei einer Stoffwechselkur ohne HCG ist es wichtig, die Bewegungsroutinen individuell an die persönlichen Bedürfnisse und Möglichkeiten anzupassen. Faktoren wie Fitnesslevel, Alter und gesundheitliche Einschränkungen spielen dabei eine Rolle.

Realistische Erwartungen

Realistische Erwartungen an die Veränderung der Alltagsaktivitäten im Rahmen der Stoffwechselkur sind wichtig, um Frustration zu vermeiden und die Motivation aufrechtzuerhalten. Kleine, schrittweise Erfolge sind nachhaltiger als unrealistische Ziele.

Rückschläge

Rückschläge, wie z.B. Krankheit oder Zeitmangel, können die Bewegungsroutine während einer Stoffwechselkur ohne HCG unterbrechen. Es ist wichtig, Strategien zu entwickeln, um diese Rückschläge zu überwinden und schnellstmöglich wieder in die Routine zurückzufinden.

Unabhängigkeit

Die Unabhängigkeit im Alter kann durch regelmäßige Bewegung, insbesondere Krafttraining, während einer Stoffwechselkur ohne HCG gefördert werden. Ein starker Körper hilft, alltägliche Aufgaben leichter zu bewältigen und das Risiko von Stürzen zu reduzieren.

Tägliche Aktivitätsverteilung (Ohne HCG)

Aufschlüsselung der täglichen Aktivitäten mit Einfluss auf den Stoffwechsel.

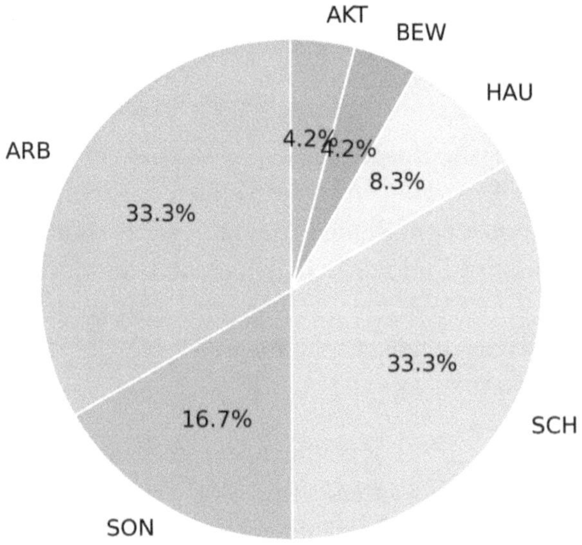

AKT: Aktives Pendeln/Besorgungen

BEW: Bewegung/Training

SCH: Schlafen

ARB: Arbeit (Sitzend)

HAU: Hausarbeit/Pflichten

SON: Sonstige Aktivitäten (Essen, Entspannung)

Diese Grafik verdeutlicht die Wichtigkeit verschiedener Aktivitäten im Tagesverlauf zur Förderung des Stoffwechsels. Ein erheblicher Teil des Tages wird mit Schlafen verbracht, was die Notwendigkeit von qualitativem Schlaf unterstreicht. Während gezieltes Training wichtig ist, kann die Integration von mehr Bewegung in Routineaktivitäten wie Hausarbeit und aktives Pendeln wesentlich zur allgemeinen Stoffwechselgesundheit beitragen. Die Minimierung von sitzenden Tätigkeiten ist der Schlüssel zur Maximierung der Stoffwechselvorteile.

Aktivitätssteigerung

Steigende Alltagsaktivität wirkt sich positiv auf den Stoffwechsel aus und unterstützt die Fettverbrennung. Um diese Aktivität dauerhaft zu erhöhen, eignen sich verschiedene Ansätze. Ein wichtiger Aspekt ist die schrittweise Anpassung des gewohnten Bewegungsniveaus. Anstatt radikal neue, intensive Trainingseinheiten einzuführen, ist es effektiver, bestehende Gewohnheiten zu modifizieren und die Bewegung im Alltag zu erhöhen [s51]. Wer täglich mit dem Auto zur Arbeit fährt, könnte zu Fuß gehen oder mit dem Fahrrad fahren, zumindest an einigen Tagen der Woche. Diese alltäglichen Veränderungen summieren sich und tragen, über die Zeit gesehen, maßgeblich zu einem aktiveren Lebensstil bei. Ein weiterer Faktor, der die körperliche Aktivität beeinflusst, ist Stress [s51]. Chronischer Stress kann zu einem Rückgang der Bewegungsfreude und einem Anstieg sitzender Tätigkeiten führen. Um dem entgegenzuwirken, sollten Strategien zur Stressbewältigung entwickelt werden. Entspannungstechniken wie Meditation, Yoga oder autogenes Training können helfen, Stress abzubauen und so die Motivation für Bewegung zu fördern. Die Kombination aus Stressmanagement und Bewegungssteigerung ist besonders wirksam, da körperliche Aktivität selbst Stress reduzieren kann. Ein Spaziergang im Grünen oder eine leichte Joggingrunde nach einem stressigen Arbeitstag kann beispielsweise helfen, Spannungen abzubauen und neue Energie zu tanken. Neben der Steigerung der Alltagsbewegung und dem Management von Stress, spielt die Gestaltung der eigenen Umgebung eine wichtige Rolle. Ein leicht zugängliches und ansprechendes Umfeld kann die Motivation für Bewegung erhöhen. Wer in der Nähe eines Parks oder eines Fitnessstudios wohnt, hat es leichter, regelmäßig aktiv zu sein. Auch die Gestaltung des Arbeitsplatzes kann einen Einfluss haben. Ein höhenverstellbarer Schreibtisch ermöglicht es, zwischen Sitzen und Stehen zu wechseln und so die Muskulatur zu aktivieren und die Durchblutung zu fördern. Treppen statt Aufzug zu benutzen oder in der

Mittagspause einen kurzen Spaziergang zu unternehmen, sind weitere Möglichkeiten, Bewegung in den Arbeitsalltag zu integrieren. Um die Motivation langfristig aufrechtzuerhalten, ist es hilfreich, die Fortschritte zu dokumentieren und sich realistische Ziele zu setzen. Ein Fitness-Tracker oder eine App kann dabei unterstützen, die tägliche Schrittzahl, die zurückgelegte Strecke oder den Kalorienverbrauch zu erfassen. Der Blick auf die eigenen Erfolge motiviert und bestärkt darin, den eingeschlagenen Weg fortzusetzen. Wichtig ist, dass die Ziele individuell angepasst und erreichbar sind. Zu hoch gesteckte Ziele können schnell zu Frustration und Demotivation führen. Es ist besser, klein anzufangen und die Intensität und Dauer der Aktivitäten schrittweise zu steigern.

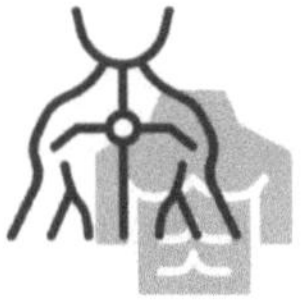

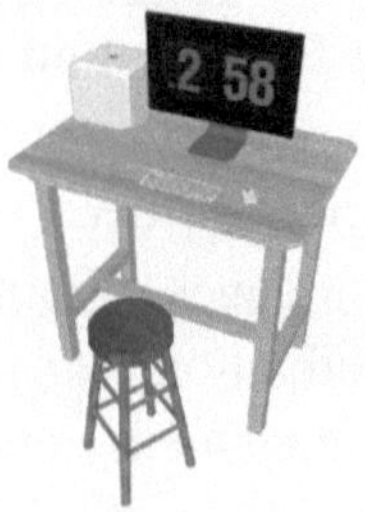

Höhenverstellbarer Schreibtisch [i34]

Gut zu wissen

Autogenes Training

Entspannungstechnik, die im Rahmen der Stoffwechselkur helfen kann, Stress zu reduzieren und so die Bereitschaft für mehr Bewegung im Alltag zu steigern.

Chronischer Stress

Anhaltender Stresszustand, der die Motivation für Alltagsaktivitäten und damit den Erfolg der Stoffwechselkur negativ beeinflussen kann.

Fitness-Tracker

Elektronisches Gerät, das die körperliche Aktivität misst und so die Motivation zur Steigerung der Alltagsbewegung im Rahmen der Stoffwechselkur fördert.

Modifizieren

Bestehende Alltagsaktivitäten verändern, um den Stoffwechsel anzuregen und die Fettverbrennung im Rahmen der 30-Tage-Stoffwechselkur zu unterstützen. Beispiele hierfür sind Treppensteigen statt Aufzugfahren oder weitere Strecken zu Fuß gehen.

Gesteigerte Tägliche Aktivität

Zeigt typische Aktivitätssteigerung während eines 30-tägigen Stoffwechselprogramms.

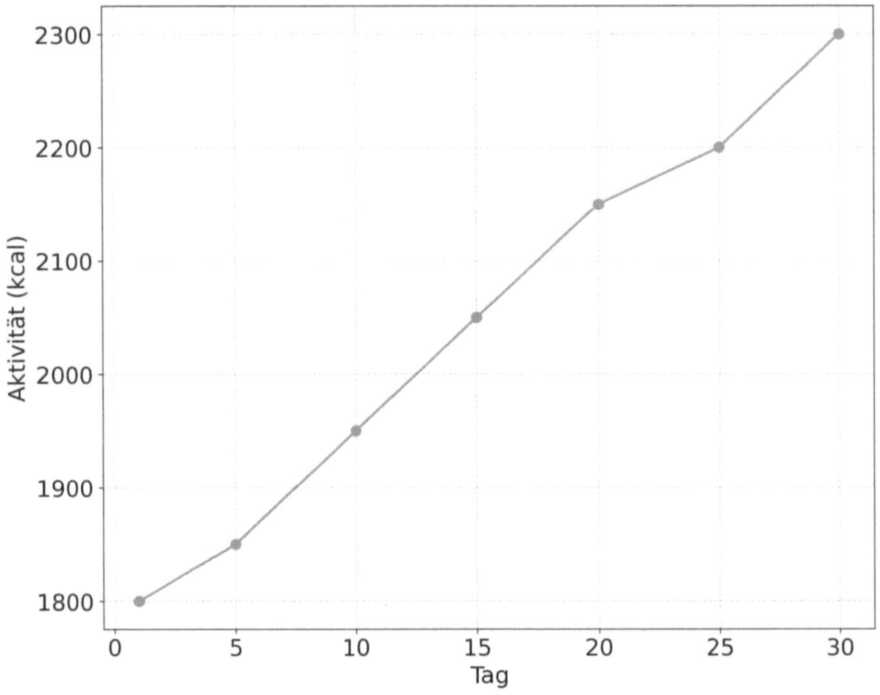

Dieses Diagramm zeigt eine schrittweise Steigerung der täglichen Aktivitätsniveaus, die während eines Stoffwechselprogramms mit Fokus auf natürliche Fettverbrennung zu erwarten ist. Der Aufwärtstrend deutet auf eine positive Korrelation zwischen der Programmdauer und erhöhter körperlicher Aktivität hin. Diese gesteigerte Aktivität trägt zu einem höheren Kalorienverbrauch bei und unterstützt die Gewichtsmanagementziele des Programms. Die leichten Schwankungen sind normal und spiegeln individuelle tägliche Fluktuationen wider.

Konkrete Ratschläge

- Verknüpfen Sie Ihre Bewegungsroutine mit alltäglichen Ritualen, wie dem Zähneputzen oder dem Morgenkaffee.
- Nutzen Sie Wartezeiten aktiv: Dehnen Sie sich beim Warten auf den Bus oder wippen Sie mit den Füßen beim Kochen.
- Verlegen Sie Tätigkeiten, die Sie üblicherweise im Sitzen erledigen, wie Telefonieren oder Lesen, ins Stehen oder Gehen.
- Machen Sie aus alltäglichen Wegen ein Bewegungsspiel: Balancieren Sie auf Bordsteinkanten oder hüpfen Sie über Pfützen.
- Stellen Sie sich einen Wecker, der Sie stündlich an kurze Bewegungspausen erinnert, zum Beispiel an fünf Kniebeugen oder zehn Hampelmänner.
- Tauschen Sie den Bürostuhl gegen einen Gymnastikball, um Ihre Rumpfmuskulatur zu stärken und Ihre Haltung zu verbessern.
- Hören Sie beim Spazierengehen Hörbücher oder Podcasts, um Ihre geistige und körperliche Fitness gleichzeitig zu trainieren.
- Organisieren Sie ein bewegtes Treffen mit Freunden: Gehen Sie gemeinsam bowlen, wandern oder klettern.
- Verwandeln Sie Hausarbeiten in ein Workout: Putzen Sie mit schwungvoller Musik und intensiven Bewegungen.
- Bauen Sie Bewegung in Ihre Freizeitaktivitäten ein: Besuchen Sie einen Kletterpark oder spielen Sie Frisbee im Park.
- Erkunden Sie Ihre Umgebung zu Fuß oder mit dem Fahrrad und entdecken Sie neue Wege und Orte.
- Machen Sie jeden Abend einen kurzen Spaziergang, um den Tag entspannt ausklingen zu lassen und besser zu schlafen.

Rückblick - 3. Bewegungsprogramm

Ein effektives Bewegungsprogramm ist ein zentraler Bestandteil einer erfolgreichen Stoffwechselkur. Dabei geht es nicht nur darum, Kalorien zu verbrennen, sondern auch Ihren Stoffwechsel anzukurbeln und Ihre allgemeine Gesundheit zu verbessern. Der Schlüssel liegt in einem ausgewogenen Ansatz, der Ihre individuellen Bedürfnisse und Lebensumstände berücksichtigt. Beginnen Sie mit einer realistischen Einschätzung Ihrer aktuellen Fitness und setzen Sie sich erreichbare Ziele. Überfordern Sie sich nicht mit einem zu ambitionierten Programm, das Sie schnell wieder aufgeben. Integrieren Sie stattdessen Bewegung schrittweise in Ihren Alltag. Nutzen Sie die Treppe statt des Aufzugs, gehen Sie kurze Strecken zu Fuß oder mit dem Fahrrad und versuchen Sie, Ihre Sitzzeiten zu reduzieren. Schon kleine Veränderungen können einen großen Unterschied machen.

Um optimale Ergebnisse zu erzielen, sollten Sie verschiedene Trainingsformen kombinieren. Ausdauertraining, wie Joggen, Schwimmen oder Radfahren, verbessert Ihre kardiovaskuläre Gesundheit und fördert die Fettverbrennung. Achten Sie dabei auf eine moderate Intensität, bei der Sie sich noch unterhalten können. Ergänzen Sie Ihr Ausdauertraining mit Kraftübungen, um Ihre Muskelmasse aufzubauen und Ihren Grundumsatz zu erhöhen. Kniebeugen, Liegestütze und Übungen mit dem eigenen Körpergewicht sind effektive Möglichkeiten, um Kraft zu trainieren, ohne ins Fitnessstudio gehen zu müssen. Vergessen Sie auch nicht die Bedeutung von Beweglichkeitsübungen wie Yoga oder Pilates. Diese verbessern Ihre Flexibilität, fördern die Regeneration und beugen Verletzungen vor.

Eine der größten Herausforderungen bei der Umsetzung eines Bewegungsprogramms ist die langfristige Motivation. Finden Sie Aktivitäten, die Ihnen Spaß machen und integrieren Sie diese fest in Ihren Wochenplan. Vereinbaren Sie feste Trainingszeiten mit Freunden oder Familie, um sich gegenseitig zu motivieren und am Ball zu bleiben. Dokumentieren Sie Ihre Fortschritte in einem Trainingstagebuch oder nutzen Sie einen Fitness-Tracker, um Ihre Erfolge sichtbar zu machen. Seien Sie flexibel und passen Sie Ihr Programm bei Bedarf an Ihre Lebensumstände an. Wenn Sie beispielsweise einen geplanten Lauf wegen schlechten Wetters nicht durchführen können, absolvieren Sie stattdessen ein kurzes Heimtraining oder gehen Sie schwimmen. Wichtig ist, dass Sie dranbleiben und sich nicht von Rückschlägen entmutigen lassen.

Denken Sie daran, dass Regeneration genauso wichtig ist wie das Training selbst. Gönnen Sie Ihrem Körper ausreichend Ruhe und Schlaf, um sich zu erholen und neue Energie zu tanken. Achten Sie auf eine ausgewogene Ernährung, die Ihren Körper mit allen wichtigen Nährstoffen versorgt. Hören Sie auf die Signale Ihres Körpers und reduzieren Sie die Trainingsintensität, wenn Sie sich müde oder erschöpft fühlen. Mit einem gut geplanten und an Ihre Bedürfnisse angepassten Bewegungsprogramm können Sie Ihre Stoffwechselkur optimal unterstützen, Ihre Fitness verbessern und Ihr Wohlbefinden steigern. Bleiben Sie am Ball – Ihre Gesundheit wird es Ihnen danken!

4. Stoffwechselreset

Fühlen Sie sich manchmal wie ein Auto mit angezogener Handbremse - trotz gesunder Ernährung und regelmäßiger Bewegung will der Körper einfach kein Fett verbrennen? Der menschliche Stoffwechsel ist ein komplexes System, das durch verschiedene Faktoren aus dem Gleichgewicht geraten kann. Wie ein verstimmtes Orchester braucht auch unser Metabolismus manchmal einen Neustart, um wieder harmonisch zu funktionieren. Ein gezielter Reset kann dabei helfen, körpereigene Regulationsmechanismen zu aktivieren und Blockaden zu lösen. In diesem Kapitel erfahren Sie, wie Sie Ihren Stoffwechsel natürlich und nachhaltig wieder in Schwung bringen.

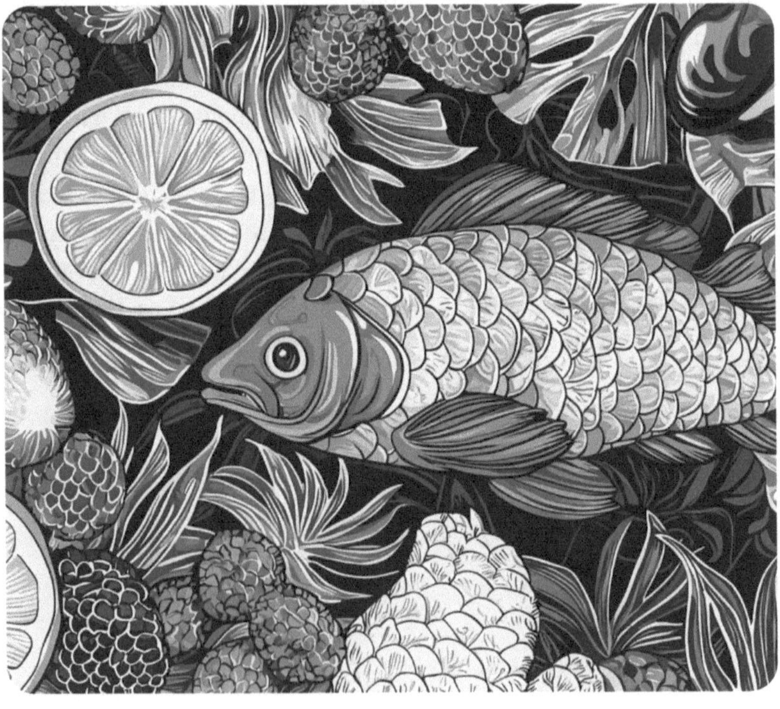

4. 1 Entgiftungsprozesse

Entgiftungsprozesse spielen eine zentrale Rolle für einen funktionierenden Stoffwechsel. Die Leber entgiftet den Körper, indem sie schädliche Substanzen umwandelt oder ausscheidet. Ein gesunder Darm schützt vor Entzündungen und unterstützt die Nährstoffaufnahme. Gleichzeitig ist die stetige Zellerneuerung essentiell für Gesundheit und Wohlfinden. Doch diese Prozesse können durch Fehlernährung, Stress und Umweltgifte beeinträchtigt werden. Die Folgen reichen von Verdauungsproblemen und einem geschwächten Immunsystem bis hin zu beschleunigter Zellalterung. Entdecken Sie in diesem Kapitel, wie Sie Ihre körpereigenen Entgiftungsprozesse optimal unterstützen und so Ihre Gesundheit nachhaltig stärken können.

Eine erfolgreiche Stoffwechselkur erfordert ein ganzheitliches Verständnis der Zusammenhänge zwischen Leberentlastung, Darmgesundheit und Zellregeneration.

Leberentlastung

Die Leber erfüllt vielfältige Aufgaben im Stoffwechsel, unter anderem die Umwandlung und Speicherung von Nährstoffen [s52]. Sie verarbeitet nicht nur Nährstoffe, sondern entgiftet auch den Körper, indem sie toxische Substanzen in harmlose umwandelt oder deren Ausscheidung fördert [s52]. Dieser Entgiftungsprozess betrifft auch Alkohol und Medikamente [s52]. Im Eiweißstoffwechsel wandelt die Leber Ammoniak, ein giftiges Stoffwechselprodukt, in Harnstoff um, der über die Nieren ausgeschieden wird [s52]. Darüber hinaus dient die Leber als Speicher für Vitamine und Mineralien, die sie bei Bedarf an den Körper abgibt [s52]. Eine verbesserte Leberentgiftung kann das Wohlbefinden steigern [s53]. Neben der Ernährung spielt die Einnahme von Kräuter- und Nahrungsergänzungsmitteln eine Rolle. Wichtig ist hierbei, auf die Qualität und Regulierung dieser Produkte zu achten, da unregulierte Präparate akute Leberschäden verursachen können [s54]. So können beispielsweise Leberschäden durch solche Präparate (DILI) asymptomatisch verlaufen oder mit Symptomen wie Bauchschmerzen und Gelbsucht einhergehen [s54]. Im Falle einer vermuteten Leberschädigung durch solche Mittel ist es unerlässlich, andere Ursachen auszuschließen und den zeitlichen Zusammenhang zwischen der Einnahme und dem Auftreten der Symptome zu prüfen [s54]. Die Behandlung besteht in der Regel im Absetzen des verdächtigen Mittels und der Kontrolle der Leberwerte [s54]. Im Vergleich zu verschreibungspflichtigen Medikamenten ist die Regulierung von Kräuter- und Nahrungsergänzungsmitteln weniger streng, was das Risiko für Leberschäden erhöhen kann [s54]. Auch

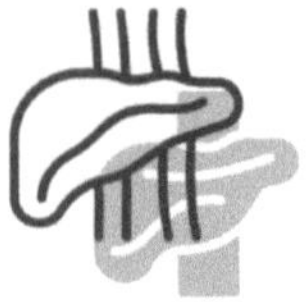

Nährstoffmängel können die Entstehung und den Verlauf einer nicht-alkoholischen Fettlebererkrankung beeinflussen [s55]. Verschiedene Nährstoffe wirken auf unterschiedliche Prozesse in der Leber ein und bieten daher potenzielle Therapieansätze [s55]. So haben einige Nährstoffe antioxidative Eigenschaften und können den Glukose- und Fettstoffwechsel beeinflussen [s55]. Andere Nährstoffe wiederum wirken sich positiv auf den Fettstoffwechsel aus und können die Fettanreicherung in der Leber reduzieren [s55]. Um die Leber zu unterstützen, kann man unter anderem auf eine ausgewogene Ernährung mit ausreichend Vitaminen und Mineralien achten, Alkohol nur in Maßen konsumieren und auf die Einnahme von potenziell leberschädigenden Substanzen, wie bestimmten Medikamenten oder unregulierten Nahrungsergänzungsmitteln, verzichten, sofern keine ärztliche Rücksprache erfolgt ist.

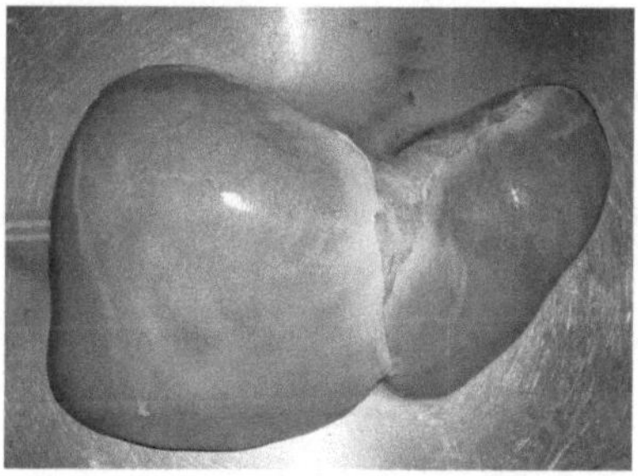

Leber [i35]

Gut zu wissen

Fettstoffwechsel

Der Fettstoffwechsel spielt eine zentrale Rolle bei der Gewichtsregulation. Im Rahmen einer Stoffwechselkur ohne HCG wird der Fettstoffwechsel durch die Ernährungsumstellung und die Reduktion von Kohlenhydraten angeregt, was die Fettverbrennung fördert und die Gewichtsabnahme unterstützt.

Nahrungsergänzungsmitteln

Nahrungsergänzungsmittel können im Rahmen einer Stoffwechselkur ohne HCG eingesetzt werden, um gezielt Nährstoffdefizite auszugleichen und die Stoffwechselfunktion zu unterstützen. Es ist wichtig, auf die Qualität und Dosierung der Präparate zu achten und die Einnahme mit einem Arzt oder Ernährungsberater abzustimmen.

Toxische Substanzen

Toxische Substanzen können den Stoffwechsel beeinträchtigen und die Gewichtsabnahme erschweren. Im Rahmen einer Stoffwechselkur ohne HCG ist es wichtig, die Belastung mit Toxinen zu reduzieren, um die körpereigenen Entgiftungsprozesse zu unterstützen und die Effektivität der Kur zu steigern.

Leber-Entgiftungsunterstützung

Aufschlüsselung der Entgiftungsunterstützung während eines Stoffwechselprogramms.

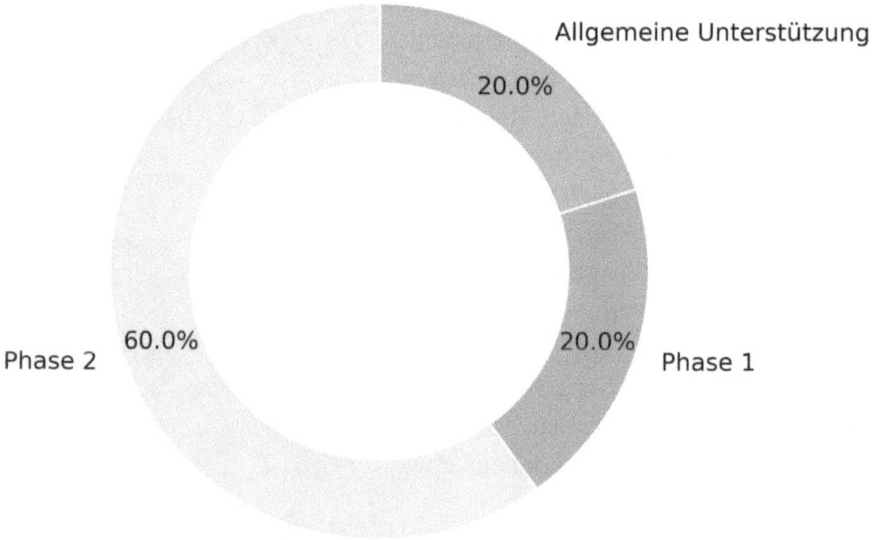

- GS: Allgemeine Leberunterstützung
- P1: Phase-1-Unterstützung
- P2: Phase-2-Unterstützung

Diese Grafik stellt visuell den Fokus auf verschiedene Aspekte der Leberunterstützung während eines metabolischen Entgiftungsprogramms ohne HCG dar. Die Betonung der Phase-2-Entgiftung unterstreicht deren Bedeutung bei der Verarbeitung und Ausscheidung von Giftstoffen. Während Phase 1 und die allgemeine Leberunterstützung entscheidend sind, deutet der größere Anteil für Phase 2 auf eine Priorisierung der effizienten Giftstoffausscheidung aus dem Körper hin.

Darmgesundheit

Ein gesunder Darm ist Grundlage für einen funktionierenden Stoffwechsel und die generelle Gesundheit. Die Darmschleimhaut, eine komplexe Barriere zwischen Körperinnerem und der Außenwelt, übernimmt die Aufnahme von Nährstoffen und schützt gleichzeitig vor schädlichen Substanzen und Krankheitserregern. Eine intakte Darmbarriere verhindert, dass unerwünschte Stoffe in den Blutkreislauf gelangen und Entzündungen hervorrufen. [s56] Ist diese Barriere gestört, können etwa Unverträglichkeiten, Verdauungsprobleme und ein geschwächtes Immunsystem die Folge sein. Die Zusammensetzung der Darmflora, also die Gesamtheit der Mikroorganismen im Darm, beeinflusst ebenfalls die Darmtätigkeit und das Immunsystem. Ein ausgewogenes Verhältnis nützlicher und schädlicher Bakterien ist für einen gesunden Darm unerlässlich. Silymarin, ein Wirkstoff aus der Mariendistel, kann die Verdauung unterstützen, indem es die Aktivität der Verdauungsenzyme fördert und gleichzeitig antioxidativ wirkt. [s56] Dadurch trägt es zum Schutz der Darmschleimhaut vor oxidativem Stress bei und kann die Ausbreitung pathogener Keime reduzieren. Ein weiterer positiver Effekt von Silymarin ist die verminderte Cholesterinaufnahme im Darm. [s56] Wer seine Darmgesundheit aktiv fördern möchte, achtet auf eine ballaststoffreiche Ernährung mit viel Obst, Gemüse und

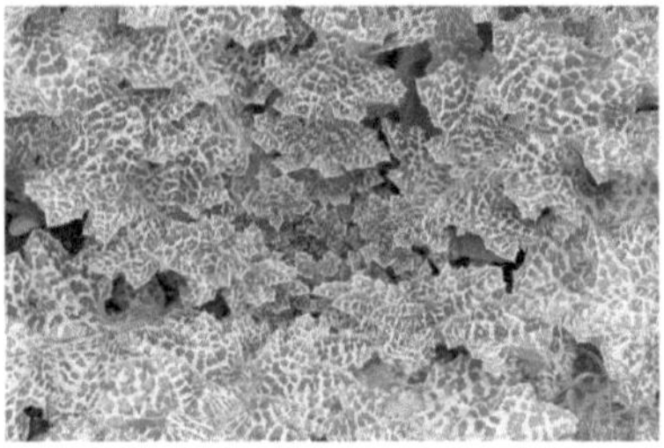

Mariendistel [i36]

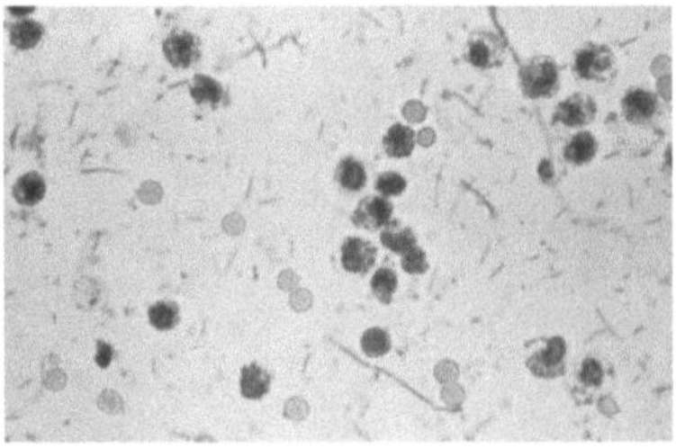

Pathogener Keim [i37]

Vollkornprodukten. ballaststoffe dienen den nützlichen Darmbakterien als Nahrung und fördern eine gesunde Darmflora. Zusätzlich unterstützt ausreichend Flüssigkeitszufuhr die Darmtätigkeit.

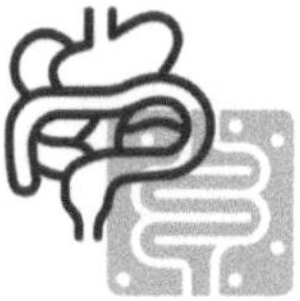

Gut zu wissen

Darmschleimhaut

Die Darmschleimhaut spielt bei einer Stoffwechselkur eine wichtige Rolle, da sie die Nährstoffaufnahme reguliert. Eine gesunde Darmschleimhaut unterstützt die optimale Verwertung der zugeführten Nährstoffe und trägt so zum Erfolg der Kur bei.

Oxidativer Stress

Oxidativer Stress entsteht durch ein Ungleichgewicht zwischen freien Radikalen und Antioxidantien im Körper. Eine Stoffwechselkur kann dazu beitragen, oxidativen Stress zu reduzieren, indem sie die Zufuhr von Antioxidantien durch die Ernährung erhöht und die körpereigenen Entgiftungsprozesse unterstützt.

Pathogene Keime

Pathogene Keime sind Mikroorganismen, die Krankheiten verursachen können. Ein gesunder Darm mit einer intakten Darmflora kann dazu beitragen, das Wachstum pathogener Keime zu hemmen und das Immunsystem zu stärken, was besonders während einer Stoffwechselkur wichtig ist.

Darmbakterienverteilung (Beispiel)

Illustrative Bakterienbalance in einem gesunden Darm.

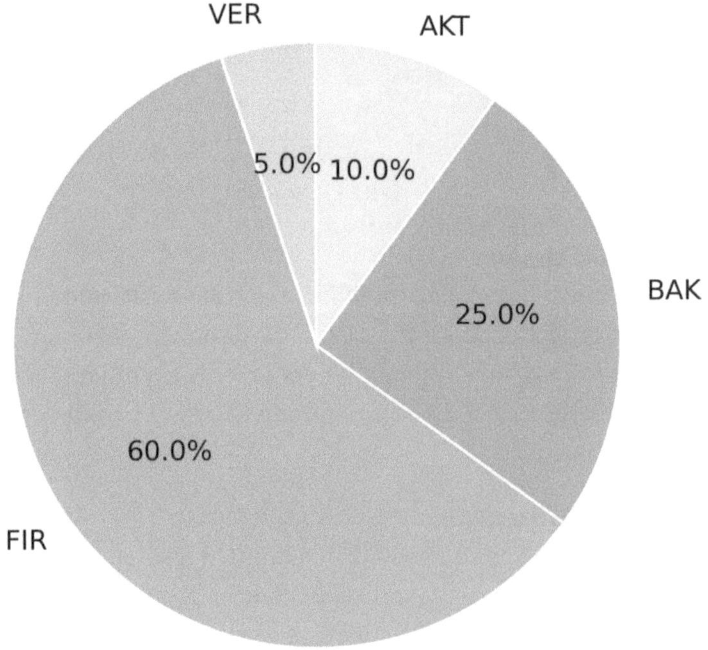

AKT: Actinobakterien

BAK: Bacteroideten

FIR: Firmicuten

VER: Verrucomicrobien

Diese Grafik zeigt eine potenziell vorteilhafte Darmbakterienzusammensetzung, mit einer Dominanz von Firmicutes und Bacteroidetes, ausgewogen durch einen gesunden Anteil an Actinobacteria und Verrucomicrobia. Ein vielfältiges Mikrobiom wie dieses wird im Allgemeinen mit effizienter Verdauung und allgemeinem Wohlbefinden in Verbindung gebracht. Die Aufrechterhaltung dieses Gleichgewichts durch Ernährung und Lebensstilentscheidungen ist entscheidend für die langfristige Gesundheit.

Zellregeneration

Zellregeneration, die stetige Erneuerung von Körperzellen, ist ein elementarer Prozess für Gesundheit und Wohlbefinden. Ein faszinierender Aspekt der Zellregeneration ist der "metabolische Schalter", der durch Nahrungskarenz aktiviert wird [s57]. Nach etwa 12 bis 36 Stunden ohne Nahrungsaufnahme sind die Glykogenspeicher, die kurzfristigen Energiespeicher des Körpers, weitgehend aufgebraucht. Der Organismus wechselt dann von der Verwertung von Zucker zur Nutzung von Fettsäuren als primäre Energiequelle. Diese Fettsäuren werden in der Leber zu Ketonen umgewandelt, welche Muskeln und Gehirn mit Energie versorgen [s57]. Dieser Prozess, der auch als Ketose bezeichnet wird, fördert nicht nur die Fettverbrennung, sondern stimuliert auch die Bildung neuer Mitochondrien, die "Kraftwerke" der Zellen [s57]. Eine erhöhte Mitochondriendichte verbessert die Energieproduktion und trägt zum Erhalt der Muskelmasse bei, selbst während einer kalorienreduzierten Ernährung [s57]. Wer beispielsweise 24 Stunden fastet, kann diesen "metabolischen Schalter" aktivieren und so die Zellregeneration und die mitochondriale Funktion unterstützen. Ein weiterer wichtiger Faktor für die Zellgesundheit ist der Schutz vor oxidativem Stress. Freie Radikale, Nebenprodukte des Stoffwechsels, können Zellen schädigen und den Alterungsprozess beschleunigen. Antioxidantien neutralisieren diese freien Radikale und schützen so die Zellen vor Schäden [s58]. Eine Ernährung reich an Obst und Gemüse liefert eine Vielzahl von Antioxidantien und trägt so zur Zellregeneration bei [s58].

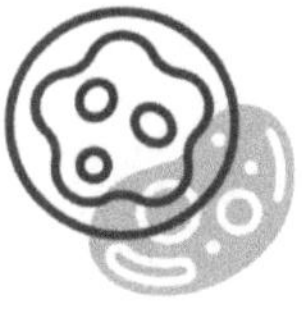

Gut zu wissen

Freie Radikale

Freie Radikale sind instabile Moleküle, die Zellen schädigen können. Im Rahmen einer Stoffwechselkur ohne HCG ist es wichtig, die Bildung von freien Radikalen zu minimieren und gleichzeitig die Zufuhr von Antioxidantien zu erhöhen.

Glykogenspeicher

Glykogenspeicher sind die Kohlenhydratspeicher des Körpers, die bei einer Stoffwechselkur ohne HCG durch Nahrungskarenz oder kohlenhydratreduzierte Ernährung reduziert werden, um den Körper zur Fettverbrennung anzuregen.

metabolischen Schalter

Der metabolische Schalter ist ein Prozess, bei dem der Körper von der Verbrennung von Glukose auf die Verbrennung von Fett als primäre Energiequelle umschaltet. Bei einer Stoffwechselkur ohne HCG wird dieser Schalter durch die Ernährungsumstellung aktiviert.

Nahrungskarenz

Im Kontext einer Stoffwechselkur ohne HCG kann Nahrungskarenz, also der zeitweise Verzicht auf Nahrung, den Stoffwechsel beeinflussen und die Fettverbrennung fördern. Es ist wichtig, die Dauer und Art der Nahrungskarenz an die individuellen Bedürfnisse und den Gesundheitszustand anzupassen.

Zelluläre Regeneration und Entgiftung

Verbesserte Stoffwechselfunktion während eines Entgiftungsprogramms.

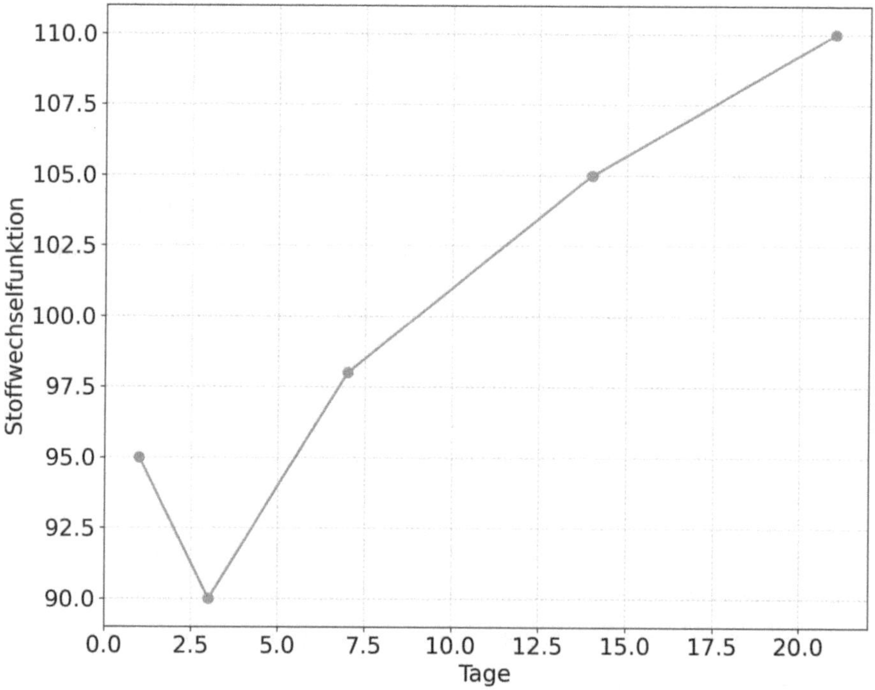

Diese Grafik zeigt einen allgemeinen Trend der verbesserten Stoffwechselfunktion während eines Entgiftungsprogramms. Zu Beginn können Entgiftungsprozesse zu einem leichten Abfall der Gesamtfunktion führen, wenn der Körper beginnt, Giftstoffe auszuscheiden. Im weiteren Verlauf des Programms führen die zelluläre Regeneration und die verbesserte Stoffwechseleffizienz jedoch zu einer gesteigerten Funktionalität, die in einem höheren Gesamtniveau als vor der Entgiftung gipfelt.

Konkrete Ratschläge

- Trinken Sie morgens ein Glas lauwarmes Wasser mit frisch gepresstem Zitronensaft, um Ihre Leber zu aktivieren.
- Integrieren Sie bittere Lebensmittel wie Chicorée, Rucola oder Artischocken in Ihre Ernährung, um die Gallenproduktion anzuregen.
- Massieren Sie Ihren Bauchbereich sanft im Uhrzeigersinn, um die Verdauung und den Stoffwechsel anzukurbeln.
- Atmen Sie mehrmals täglich tief in den Bauch ein und aus, um Ihre Leber mit Sauerstoff zu versorgen.
- Gönnen Sie sich regelmäßig eine Leberwickel-Anwendung mit warmen Kompressen, um die Entgiftungsprozesse zu unterstützen.
- Bereiten Sie sich einen wohltuenden Kräutertee aus Mariendistel, Löwenzahn oder Brennnessel zu, um Ihre Leber zu entlasten.
- Verfeinern Sie Ihre Speisen mit leberunterstützenden Gewürzen wie Kurkuma, Ingwer oder Kardamom.
- Starten Sie Ihren Tag mit einem Glas frisch gepressten Karottensaft, um Ihre Leber mit wichtigen Nährstoffen zu versorgen.
- Essen Sie regelmäßig fermentierte Lebensmittel wie Sauerkraut oder Kimchi, um Ihre Darmflora und damit indirekt auch Ihre Leber zu unterstützen.
- Nehmen Sie ein basenreiches Bad mit Natron oder Bittersalz, um Ihren Körper von Stoffwechselendprodukten zu befreien.
- Bürsten Sie Ihre Haut regelmäßig trocken, um die Durchblutung zu fördern und die Ausscheidung von Giftstoffen über die Haut anzuregen.

4. 2 Hormonbalance

Hormone steuern maßgeblich den Stoffwechsel und beeinflussen so Ihr Gewicht, Ihre Energie und Ihr Wohlbefinden. Ein gestörter Hormonhaushalt kann zu Schlafproblemen, Heißhungerattacken und einem trägen Stoffwechsel führen. Sowohl die Schilddrüsenfunktion als auch das Stresshormon Cortisol und die Insulinsensitivität spielen dabei eine entscheidende Rolle. Erfahren Sie, wie Sie Ihre Hormone wieder ins Gleichgewicht bringen und Ihre Fettverbrennung auf natürliche Weise aktivieren.

Ausreichend Schlaf, Stressreduktion und eine ausgewogene Ernährung sind essentiell für eine gesunde Hormonbalance und einen optimal funktionierenden Stoffwechsel.

Stresshormonregulation

Stresshormone, unter anderem Cortisol, beeinflussen zahlreiche Körperfunktionen. Cortisol folgt einem natürlichen Tagesrhythmus, mit niedrigen Werten während des Schlafs und einem Anstieg am Morgen [s59]. Dieser Rhythmus ist eng mit dem Schlaf-Wach-Zyklus und dem zirkadianen System verknüpft. Schlafstörungen können diesen Rhythmus stören und zu hormonellen Ungleichgewichten führen, die den Stoffwechsel, die Insulinresistenz und die Appetitregulation beeinflussen [s59]. Ghrelin und Leptin, Hormone, die die Nahrungsaufnahme steuern, werden ebenfalls durch Schlaf beeinflusst. Ghrelin steigt vor den Mahlzeiten an, während Leptin die Nahrungsaufnahme hemmt. Schlafmangel kann zu erhöhten Ghrelinwerten und damit zu einem gesteigerten Appetit führen [s59]. Gleichzeitig kann ein gestörter Schlafrhythmus die Leptinwirkung beeinträchtigen und so die Sättigung erschweren. Die Folgen können Gewichtszunahme und Insulinresistenz sein, die das Diabetesrisiko erhöhen [s59]. Auch zirkadiane Störungen, wie sie bei Schichtarbeit vorkommen, wirken sich negativ auf die Glukose- und Lipid-Homöostase aus [s59]. Anorexia nervosa zeigt, wie umfassend die hormonelle Dysregulation durch Unterernährung sein kann. Hierbei kommt es zu Störungen der hypothalamisch-hypophysären Achse und Veränderungen der appetit- und stoffwechselregulierenden Hormone wie Leptin [s60]. Die meisten dieser Veränderungen sind Anpassungsreaktionen auf die Unterernährung, können aber langfristig zu Problemen wie einer reduzierten Knochendichte führen [s60]. Diese wird unter anderem durch Hormone wie Cortisol beeinflusst. Ein erhöhter Cortisolspiegel (Hypercortisolismus) bei Anorexia nervosa kann zur Schwächung der Knochen beitragen [s60]. Die Wiederherstellung eines normalen Gewichts und die Normalisierung der Hormonproduktion sind daher entscheidend für die Knochengesundheit [s60]. Für die langfristige Gesundheit ist es also wichtig, auf einen regelmäßigen Schlaf-Wach-Rhythmus zu achten und Stress zu reduzieren, um die natürliche Cortisolproduktion zu unterstützen. Eine ausgewogene Ernährung und ausreichend Bewegung tragen zusätzlich zur Stabilisierung des Hormonhaushaltes und des Stoffwechsels bei.

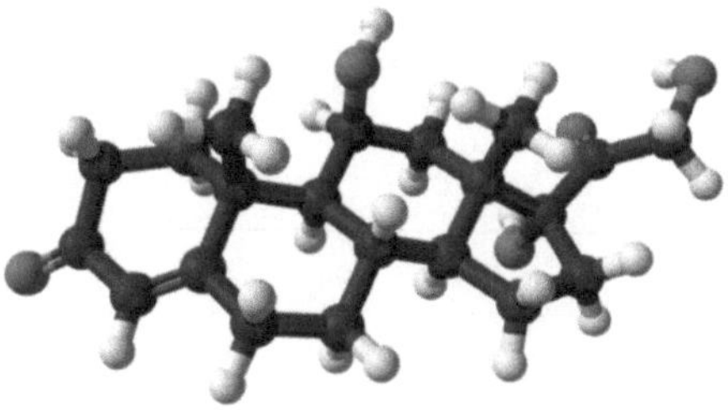

Cortisol [i38]

Cortisol-Spiegel während einer Nicht-HCG-Diät

Typische Cortisol-Schwankungen während einer Stoffwechseldiät ohne HCG.

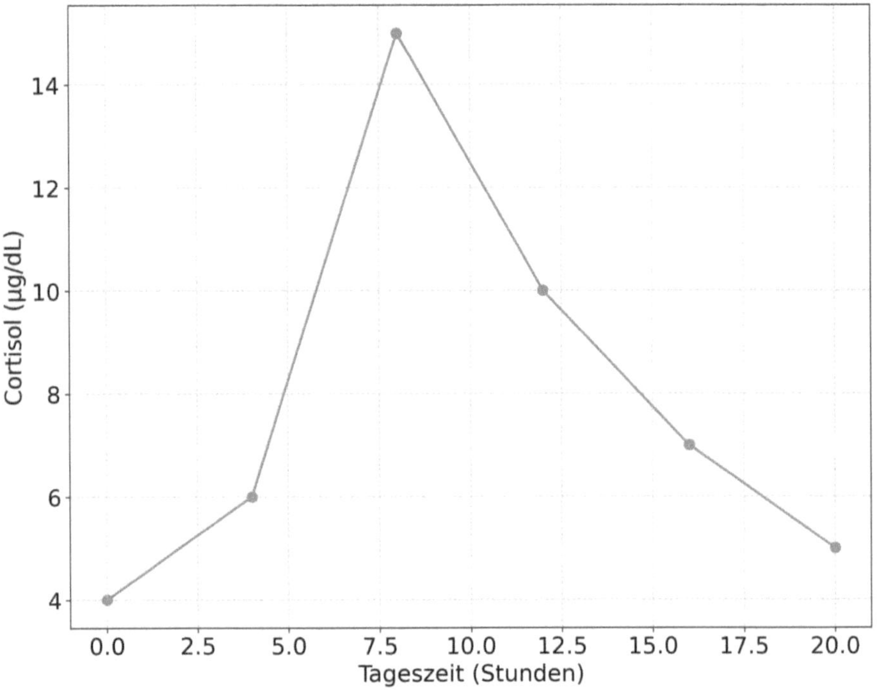

Der Cortisol-Spiegel zeigt einen natürlichen Tagesrhythmus mit einem Höhepunkt am Morgen und einem allmählichen Rückgang im Tagesverlauf. Während einige Schwankungen normal sind, können durchgehend erhöhte oder unterdrückte Werte außerhalb des typischen Bereichs auf Stress oder hormonelle Ungleichgewichte hinweisen. Diese Visualisierung zeigt ein relativ stabiles Cortisol-Profil, was auf ein gutes Stressmanagement während der Diät hindeutet.

Schilddrüsenfunktion

Die Schilddrüse produziert Hormone, die den Glukosestoffwechsel in verschiedenen Organen beeinflussen, darunter Leber, Magen-Darm-Trakt, Bauchspeicheldrüse, Fettgewebe, Skelettmuskulatur und das zentrale Nervensystem [s61]. Diese Hormone fördern die Insulinausschüttung und die Glukoseaufnahme, indem sie die Magen-Darm-Bewegungen beschleunigen und die Zuckerproduktion in der Leber erhöhen [s61]. Eine Schilddrüsenunterfunktion (Hypothyreose) kann mit insulinresistenz und Glukoseintoleranz einhergehen, während die Behandlung der Hypothyreose die insulinempfindlichkeit verbessern kann [s61]. Sowohl bei Typ-1- als auch bei Typ-2-Diabetes treten Schilddrüsenfunktionsstörungen gehäuft auf [s61]. Während bei Typ-1-Diabetes regelmäßige Schilddrüsen-Kontrollen angeraten sind, gibt es für Typ-2-Diabetes weniger eindeutige Empfehlungen [s61]. Ein erhöhter Bedarf an Schilddrüsenhormonen kann beispielsweise bei einer kohlenhydratreichen Ernährung entstehen, da die Schilddrüse stärker beansprucht wird, um den Stoffwechsel zu regulieren. Eine Anpassung der Ernährung mit reduzierten Kohlenhydraten kann in solchen Fällen die Schilddrüsenfunktion entlasten. Neben dem Stoffwechsel spielt die Schilddrüse auch eine entscheidende Rolle in der Fortpflanzung und der fetalen Entwicklung [s62]. Schilddrüsenhormone sind essenziell für die Gehirnentwicklung des Fötus und eine Schilddrüsenunterfunktion während der Schwangerschaft kann zu Komplikationen wie Frühgeburt, Präeklampsie und niedrigem Geburtsgewicht führen [s62]. Eine rechtzeitige Diagnose und Behandlung von Schilddrüsenerkrankungen in der Schwangerschaft ist daher für die Gesundheit von Mutter und Kind wichtig [s62]. Schilddrüsenfunktionsstörungen können auch die Fruchtbarkeit beeinträchtigen, indem sie den Menstruationszyklus und den Eisprung stören [s62]. Die Behandlung einer Schilddrüsenunterfunktion während der Schwangerschaft erfolgt üblicherweise mit einem Hormonpräparat [s62]. Eine Überwachung der

Schilddrüsenfunktion während und nach der Schwangerschaft ist notwendig, um Komplikationen zu minimieren und die Gesundheit von Mutter und Kind zu gewährleisten – die postpartale Schilddrüsenentzündung ist eine häufige Erkrankung nach der Geburt [s62]. Bei unerfülltem Kinderwunsch kann die Überprüfung der Schilddrüsenwerte daher ein wichtiger Schritt sein.

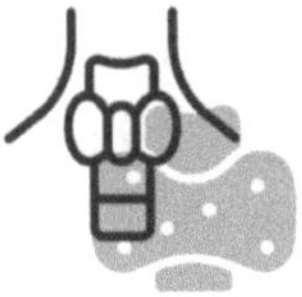

Gut zu wissen

Glukoseintoleranz

Glukoseintoleranz beschreibt die verminderte Fähigkeit des Körpers, Glukose aus dem Blut in die Zellen aufzunehmen. Eine Stoffwechselkur, die den Blutzuckerspiegel stabilisiert, kann die Glukosetoleranz verbessern.

postpartale Schilddrüsenentzündung

Eine postpartale Schilddrüsenentzündung ist eine Entzündung der Schilddrüse, die nach der Geburt auftreten kann. Sie kann zu vorübergehenden oder dauerhaften Veränderungen der Schilddrüsenfunktion führen und sollte im Kontext einer Stoffwechselkur beachtet werden.

Präeklampsie

Präeklampsie ist eine Erkrankung, die während der Schwangerschaft auftreten kann und durch Bluthochdruck und Eiweiß im Urin gekennzeichnet ist. Sie kann schwerwiegende Folgen für Mutter und Kind haben. Eine ausgewogene Hormonbalance ist wichtig für einen gesunden Schwangerschaftsverlauf und kann das Risiko für Präeklampsie reduzieren.

Hormonspiegel während einer Nicht-HCG-Stoffwechseldiät

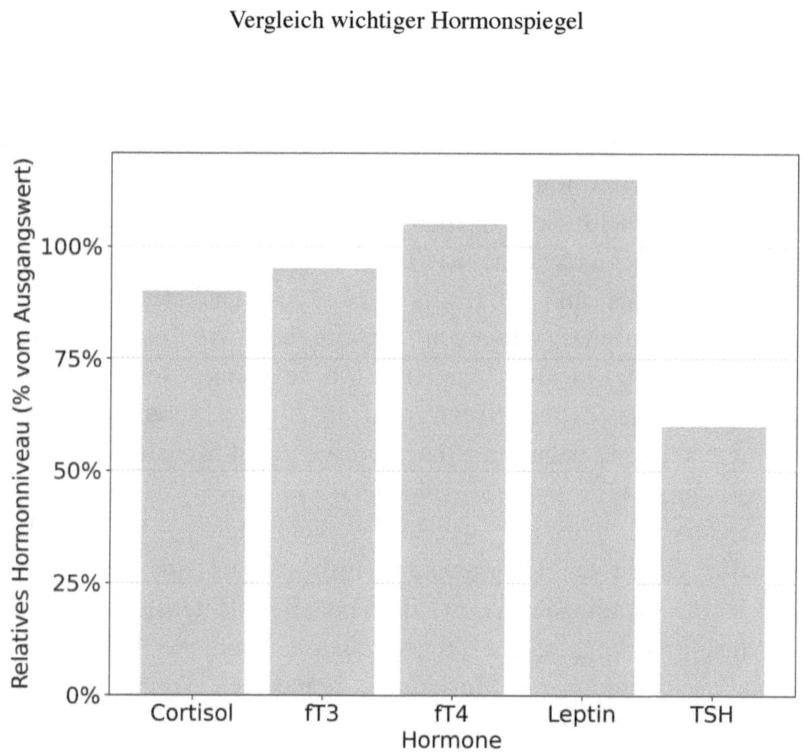

Cort: Cortisol

fT3: Freies Trijodthyronin (T3)

fT4: Freies Thyroxin (T4)

Lept: Leptin

TSH: Thyreoidea-stimulierendes Hormon

Diese Grafik veranschaulicht die möglichen Auswirkungen einer Stoffwechseldiät (ohne HCG) auf wichtige Hormonspiegel. Die merkliche Abnahme von TSH deutet auf eine verbesserte Schilddrüsenfunktion hin. Stabile Werte von freiem T3 und freiem T4 zeigen, dass die Schilddrüsenhormonproduktion in einem gesunden Bereich bleibt. Cortisolwerte, die im Normalbereich bleiben, deuten darauf hin, dass die Diät keinen übermäßigen Stress verursacht. Der leichte Anstieg von Leptin könnte auf eine verbesserte Sättigung und Stoffwechselregulation hinweisen.

insulinsensitivitaet

Insulin, ein Hormon der Bauchspeicheldrüse, reguliert den Blutzuckerspiegel, indem es die Aufnahme von Glukose in die Körperzellen ermöglicht. Eine verringerte Wirksamkeit dieses Prozesses wird als insulinresistenz bezeichnet. In diesem Zustand benötigen die Zellen höhere Insulinmengen, um Glukose aufzunehmen. Die Bauchspeicheldrüse versucht, diesen Bedarf durch erhöhte Insulinproduktion zu decken, was langfristig zu einer Erschöpfung der Bauchspeicheldrüse und letztendlich zu Typ-2-Diabetes führen kann. Die Insulinsensitivität hingegen beschreibt, wie empfindlich die Körperzellen auf Insulin reagieren. Eine hohe Insulinsensitivität bedeutet, dass die Zellen effektiv auf Insulin reagieren und Glukose aufnehmen können, während eine niedrige Insulinsensitivität auf eine Insulinresistenz hinweist. Verschiedene Faktoren beeinflussen die Insulinsensitivität, darunter genetische Veranlagung, Lebensstil und hormonelle Einflüsse. Übergewicht, insbesondere im Bauchbereich, verringert die Insulinsensitivität, da Fettzellen Botenstoffe freisetzen, die die Insulinwirkung stören. Regelmäßige körperliche Aktivität erhöht die Insulinsensitivität, da Muskeln während des Trainings vermehrt Glukose aufnehmen und so die Insulinwirkung verbessern. So kann selbst leichter Sport, wie tägliches Spazierengehen, die Insulinsensitivität nachhaltig steigern. Auch die Ernährung spielt eine wichtige Rolle: Eine ballaststoffreiche Ernährung mit komplexen Kohlenhydraten, die den Blutzuckerspiegel langsamer ansteigen lassen, fördert die Insulinsensitivität. Neben den bekannten Einflussfaktoren wie Ernährung und Bewegung, spielen auch hormonelle Prozesse eine Rolle bei der Regulation der Insulinsensitivität. GDF-8 (Growth Differentiation Factor 8), ein Protein, das das Muskelwachstum hemmt, beeinflusst auch den Stoffwechsel und die Insulinsensitivität. GDF-8 wird im Eierstockgewebe produziert und beeinflusst dort die Bildung von Geschlechtshormonen wie Östrogen und Progesteron. Es steigert die Östrogenproduktion, während es gleichzeitig die Progesteronproduktion hemmt. Dieser Einfluss auf die

Hormonproduktion kann indirekt die Insulinsensitivität beeinflussen, da Geschlechtshormone in den Stoffwechsel eingreifen. 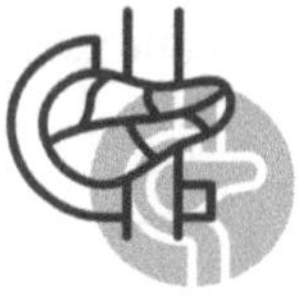 Erhöhte GDF-8-Werte stehen im Zusammenhang mit Insulinresistenz und Stoffwechselstörungen, insbesondere bei Frauen mit dem polyzystischen Ovarialsyndrom (pcos). PCOS ist eine hormonelle Störung, die mit erhöhten Androgenspiegeln, Zyklusstörungen und häufig auch mit Insulinresistenz einhergeht. Die komplexen Wechselwirkungen zwischen GDF-8, Geschlechtshormonen und Insulinsensitivität verdeutlichen die Bedeutung eines ganzheitlichen Ansatzes bei der Behandlung von Stoffwechselstörungen und Hormonungleichgewichten. Die Berücksichtigung dieser Zusammenhänge kann dazu beitragen, die Ursachen von Insulinresistenz besser zu verstehen und gezielte Therapieansätze zu entwickeln. Lehrbuch Innere Medizin. Springer Medizin Verlag; 2013. Myostatin im Eierstock: Auswirkungen auf die Insulinsensitivität und die Steroidogenese. Universitätsbibliothek Heidelberg; 2017.

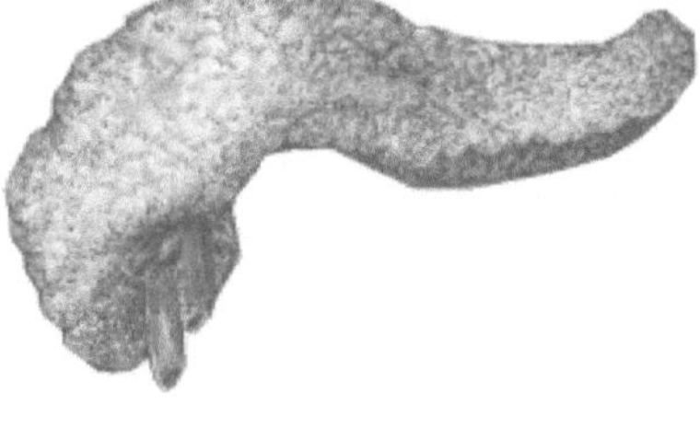

Bauchspeicheldrüse [i39]

Insulinempfindlichkeit und Hormongleichgewicht

Zusammenhang zwischen Blutzucker, Insulinspiegel und Insulinempfindlichkeit.

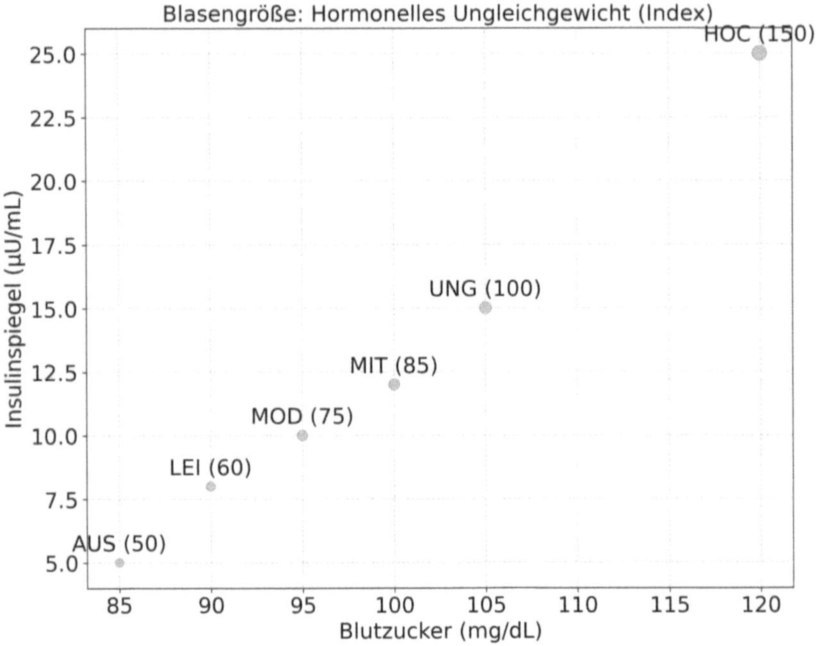

Blasengröße: Horm. Ungl. (Index)

AUS: Ausgeglichene Hormone

LEI: Leichtes Ungleichgewicht

MOD: Moderates Ungleichgewicht

HOC: Hohes Ungleichgewicht

MIT: Mittleres Ungleichgewicht

UNG: Verstärktes Ungleichgewicht

Höhere Insulinspiegel bei einer bestimmten Blutzuckerkonzentration deuten auf eine geringere Insulinempfindlichkeit hin. Umgekehrt halten Personen mit höherer Insulinempfindlichkeit normale Blutzuckerwerte mit geringerer Insulinausschüttung aufrecht. Größere Blasen weisen auf ein stärkeres hormonelles Ungleichgewicht hin, das möglicherweise von Faktoren jenseits der reinen Glukoseregulation beeinflusst wird.

Konkrete Ratschläge

- Trinken Sie vor dem Schlafengehen eine Tasse ungesüßten Kräutertee mit Melisse und Baldrian, um die nächtliche Hormonproduktion zu unterstützen.
- Beginnen Sie Ihren Tag mit einer sanften Bewegungssequenz, um den Cortisolspiegel natürlich zu regulieren und den Stoffwechsel anzukurbeln.
- Integrieren Sie Nahrungsmittel mit Phytoöstrogenen, wie Leinsamen oder Sojaprodukte, in Ihren Speiseplan, um Ihre Hormonbalance sanft zu beeinflussen.
- Nutzen Sie die Kraft ätherischer Öle: Verreiben Sie abends Lavendelöl auf Ihren Schläfen, um die Schlafqualität und somit die Hormonproduktion zu verbessern.
- Singen oder summen Sie täglich einige Minuten, um die Ausschüttung von Glückshormonen zu fördern und Stresshormone zu reduzieren.
- Streicheln Sie Ihr Haustier oder lassen Sie sich massieren, um die Produktion des Kuschelhormons Oxytocin anzuregen und Ihr Wohlbefinden zu steigern.
- Lachen Sie herzhaft und ausgiebig, um die Ausschüttung von Endorphinen zu stimulieren und Ihre Stimmung aufzuhellen.
- Umgeben Sie sich mit positiven Menschen, die Ihnen Energie geben und Ihre Hormonbalance positiv beeinflussen.
- Schaffen Sie sich kleine Ruheoasen im Alltag, um Stress abzubauen und die Hormonproduktion zu normalisieren.
- Hören Sie auf Ihre Intuition und achten Sie auf die Signale Ihres Körpers, um Ihre Hormonbalance individuell zu unterstützen.

4. 3 Stoffwechselblockaden

Stoffwechselblockaden entstehen durch ein komplexes Zusammenspiel von genetischer Veranlagung, Umwelt- und Lebensstilfaktoren. Übergewicht, Bewegungsmangel und ungesunde Ernährungsweisen fördern diese Blockaden, die wiederum schwerwiegende gesundheitliche Folgen haben können. Viszerales Fett, Insulinresistenz und das metabolische Syndrom sind dabei wichtige Stichworte. Auch Alter, Schadstoffbelastungen und psychische Faktoren spielen eine Rolle. Das eigene Verhalten beeinflusst maßgeblich die Stoffwechselfunktion. Erfahren Sie in diesem Kapitel, wie Stoffwechselblockaden entstehen und welche Faktoren sie begünstigen. Entdecken Sie die Ursachen und legen Sie den Grundstein für einen erfolgreichen Stoffwechselreset.

> *Ein gesunder Lebensstil mit ausgewogener Ernährung, regelmäßiger Bewegung, ausreichend Schlaf und effektivem Stressmanagement ist der Schlüssel zur Vermeidung und Überwindung von Stoffwechselblockaden und fördert langfristige Gesundheit und Wohlbefinden.*

Ursachenanalyse

Eine Stoffwechselblockade entsteht durch ein komplexes Zusammenspiel verschiedener Faktoren. Genetische Veranlagungen bilden die Grundlage, auf der Umwelt- und Lebensstilfaktoren den Stoffwechsel beeinflussen. [s63] So begünstigen Übergewicht, Bewegungsmangel und ungesunde Ernährungsweisen das Entstehen einer Blockade. Besonders viszerales Fett, das sich im Bauchraum um die Organe anlagert, wirkt sich negativ aus. [s63] Es produziert entzündungsfördernde Botenstoffe (Zytokine), die die Insulinwirkung stören und so zu insulinresistenz führen. [s63] Diese Insulinresistenz wiederum gilt als zentraler Mechanismus bei der Entstehung von Stoffwechselblockaden. Die fortschreitende Ansammlung von viszeralem Fett kann letztlich zum metabolischen Syndrom führen, mit gravierenden Folgen wie Gefäß- und Nervenschäden. [s63] Bereits vorgeburtlich und in der frühen Kindheit können Umweltfaktoren die Weichen für spätere Stoffwechselprobleme stellen. [s63] Auch das Alter spielt eine Rolle, da altersbedingte körperliche Veränderungen das Risiko für Stoffwechselerkrankungen erhöhen. [s64] Neben der genetischen Veranlagung und dem Alter sind Umweltfaktoren wie Schadstoffbelastungen durch Luftverschmutzung oder Pestizide eng mit dem Anstieg von Übergewicht und Stoffwechselerkrankungen verknüpft. [s64] Das eigene Verhalten hat ebenfalls einen großen Einfluss: Ernährung, Bewegung, Rauchen, Alkoholkonsum und Schlaf beeinflussen die Stoffwechselfunktion. [s64] Wer z.B. regelmäßig Sport treibt und auf eine ausgewogene Ernährung achtet, kann sein Risiko für Stoffwechselerkrankungen senken und gleichzeitig den Alterungsprozess verlangsamen. [s64] Auch ausreichend Schlaf und Stressmanagement wirken sich positiv auf den Stoffwechsel aus. [s64] Chronischer Schlafmangel und psychische Belastungen hingegen

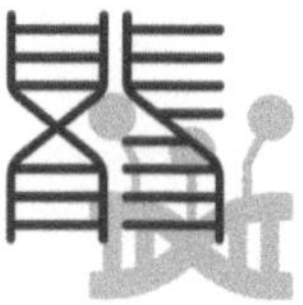

können Stoffwechselstörungen und altersbedingte Beschwerden verstärken. [s64]

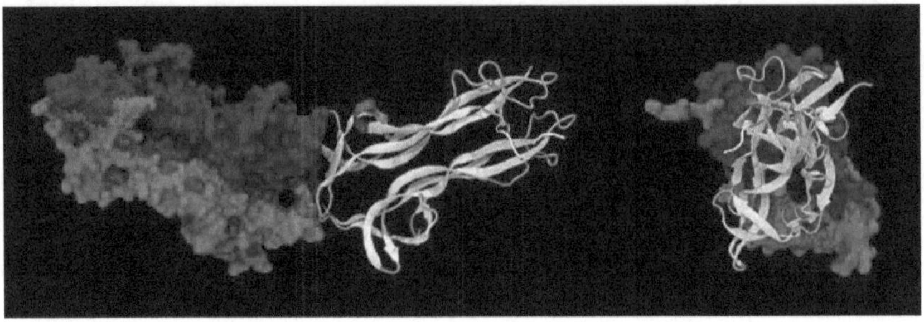

Zytokin [i40]

Häufige Stoffwechselblockierungen

Häufigkeit von Stoffwechselblockierungen

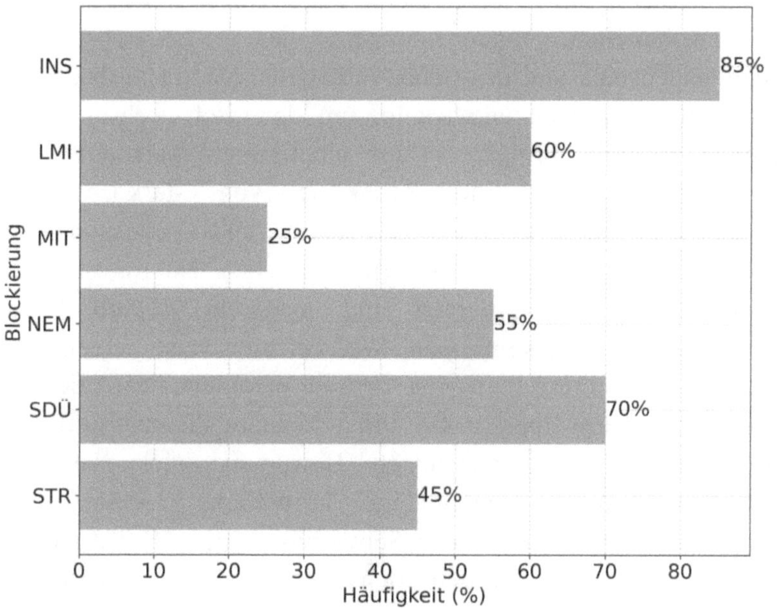

INS: Insulinresistenz

LMI: Leber

MIT: Mitochondrien

NEM: Nährstoffmangel

SDÜ: Schilddrüse

STR: Stresshormone

Das horizontale Balkendiagramm visualisiert die relative Häufigkeit verschiedener Stoffwechselblockierungen. Ein längerer Balken deutet auf eine höhere Prävalenz der jeweiligen Blockierung hin. Blockierungen im Bereich der Insulinresistenz und des Schilddrüsenstoffwechsels scheinen besonders häufig aufzutreten und sollten daher bei der Planung einer Stoffwechselkur besondere Beachtung finden. Die relativ geringe Häufigkeit von Mitochondrienstörungen deutet darauf hin, dass diese zwar relevant, aber weniger verbreitet sind.

Lösungsstrategien

Das Überwinden einer Stoffwechselblockade erfordert ein vielschichtiges Vorgehen, das auf den individuellen Ursachen und der jeweiligen Lebenssituation basiert. Die Basis bildet eine umfassende Analyse der persönlichen Lebensgewohnheiten, unter anderem der Ernährungsweise, des Bewegungspensums und des Schlafverhaltens. Darauf aufbauend lassen sich gezielte Strategien entwickeln, um den Stoffwechsel wieder ins Gleichgewicht zu bringen. Ein wichtiger Ansatzpunkt ist die Ernährungsumstellung. Eine Reduktion von stark verarbeiteten Lebensmitteln, zuckerhaltigen Getränken und ungesunden Fetten zugunsten von vollwertigen, ballaststoffreichen Nahrungsmitteln wie Gemüse, Obst, Hülsenfrüchten und magerem Eiweiß kann den Stoffwechsel positiv beeinflussen. Wer beispielsweise seinen täglichen Speiseplan um mehrere Portionen Gemüse erweitert, liefert dem Körper wichtige Vitamine, Mineralstoffe und sekundäre Pflanzenstoffe, die die Stoffwechselfunktionen unterstützen. Bewegung spielt ebenfalls eine entscheidende Rolle. Regelmäßige körperliche Aktivität, sei es Ausdauersport wie Joggen oder Schwimmen, oder Krafttraining, regt den Stoffwechsel an, fördert den Fettabbau und verbessert die insulinsensitivitaet. Schon täglich 30 Minuten flottes Gehen können einen merklichen Unterschied machen. Darüber hinaus ist ausreichend Schlaf essenziell für einen funktionierenden Stoffwechsel. Chronischer Schlafmangel kann zu hormonellen Ungleichgewichten führen, die den Stoffwechsel negativ beeinflussen und Heißhungerattacken begünstigen. Ein regelmäßiger Schlafrhythmus und eine ausreichende Schlafdauer von sieben bis acht Stunden pro Nacht tragen dazu bei, den Stoffwechsel zu regulieren und das allgemeine Wohlbefinden zu steigern. Stressmanagement ist ein weiterer wichtiger Faktor. Anhaltender Stress kann zu erhöhten Cortisolspiegeln führen, was wiederum den Stoffwechsel beeinträchtigen und die Einlagerung von viszeralem Fett fördern kann. Entspannungstechniken wie Yoga, Meditation oder autogenes Training können helfen, Stress abzubauen und den Stoffwechsel positiv zu beeinflussen. Die Kombination dieser

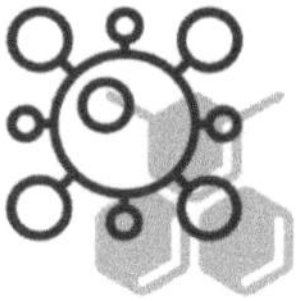

Maßnahmen – eine ausgewogene Ernährung, regelmäßige Bewegung, ausreichend Schlaf und effektives Stressmanagement – bildet einen ganzheitlichen Ansatz zur Überwindung von Stoffwechselblockaden und zur Förderung der langfristigen Gesundheit. Um die individuellen Bedürfnisse zu berücksichtigen und optimale Ergebnisse zu erzielen, kann die Zusammenarbeit mit Ernährungsberatern, Sporttherapeuten oder anderen qualifizierten Fachkräften sinnvoll sein. Diese können unter Berücksichtigung der persönlichen Situation einen maßgeschneiderten Plan entwickeln und bei der Umsetzung der Strategien unterstützen. Es ist wichtig zu verstehen, dass die Behebung einer Stoffwechselblockade ein Prozess ist, der Zeit, Geduld und Engagement erfordert. Nachhaltige Veränderungen der Lebensgewohnheiten sind der Schlüssel zu einem dauerhaft gesunden Stoffwechsel und verbesserten Wohlbefinden.

Gut zu wissen

Viszerales Fett

Viszerales Fett ist das Fett, das sich um die inneren Organe im Bauchraum anlagert. Es ist besonders gefährlich, da es Entzündungen fördern und das Risiko für Stoffwechselerkrankungen erhöhen kann. Eine Stoffwechselkur ohne HCG kann helfen, viszerales Fett abzubauen und somit das Risiko für Stoffwechselerkrankungen zu senken.

Stoffwechselblockaden-Lösungen

Verteilung der Lösungen für häufige Stoffwechselblockaden.

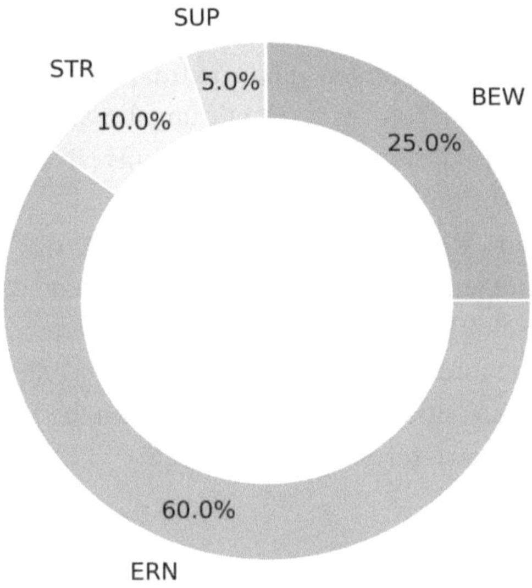

BEW: Bewegung (z.B. Krafttraining, Cardio)

ERN: Ernährungsanpassungen (z.B. ausgewogene Makros, Verzicht auf verarbeitete Lebensmittel)

STR: Stressmanagement (z.B. Achtsamkeit, ausreichend Schlaf)

SUP: Supplementierung (z.B. Vitamine, Mineralstoffe)

Der größte Teil der Lösungen konzentriert sich auf Ernährungsanpassungen, was die Bedeutung der Ernährung bei der Überwindung von Stoffwechselblockaden unterstreicht. Bewegung und Stressmanagement spielen unterstützende Rollen, was darauf hindeutet, dass ein ganzheitlicher Ansatz für eine optimale Stoffwechselfunktion erforderlich ist. Nahrungsergänzung stellt einen kleineren, aber dennoch bedeutenden Teil der Lösungsstrategie dar, möglicherweise als gezielte Intervention bei spezifischen Mängeln oder Blockaden.

Präventionsmaßnahmen

Präventionsmaßnahmen gegen Stoffwechselblockaden zielen darauf ab, die Entstehung der Blockade von vornherein zu verhindern oder das Risiko dafür zu minimieren. Ein gesunder Lebensstil, der auf ausgewogener Ernährung, regelmäßiger Bewegung und ausreichend Erholung basiert, bildet das Fundament. Eine Ernährung reich an unverarbeiteten Lebensmitteln, wie Gemüse, Obst, Vollkornprodukten und magerem Eiweiß, liefert dem Körper die notwendigen Nährstoffe, ohne den Stoffwechsel zusätzlich zu belasten. Wer täglich etwa 2 Liter Wasser trinkt, unterstützt die natürlichen Entgiftungsprozesse des Körpers und fördert die Stoffwechselfunktionen. Körperliche Aktivität, sei es durch Sport, Spaziergänge oder Alltagsaktivitäten wie Treppensteigen, kurbelt den Stoffwechsel an und verbessert die insulinsensitivitaet. Schon kleine Veränderungen im Alltag, wie der Umstieg vom Auto aufs Fahrrad oder ein kurzer Spaziergang in der Mittagspause, können positive Effekte haben. Neben Ernährung und Bewegung spielt auch Stressmanagement eine wichtige Rolle. Entspannungstechniken, wie Meditation oder progressive Muskelentspannung, können helfen, Stresshormone zu reduzieren und so den Stoffwechsel zu entlasten. Chronischer Stress kann nämlich zu erhöhten Cortisolspiegeln führen, die wiederum den Stoffwechsel beeinträchtigen und die Einlagerung von viszeralem_fett fördern. Es ist ratsam, Diäten mit strikter Kalorienkontrolle und -überwachung zu vermeiden, da diese das Stressniveau erhöhen und negative Auswirkungen auf das psychische Wohlbefinden haben können. Stattdessen ist es sinnvoller, auf eine langfristige Ernährungsumstellung mit gesunden Lebensmitteln zu setzen und den Fokus auf genussvolles Essen und intuitive Ernährung zu legen. Wer beispielsweise beim Abendessen statt Fertiggerichten selbst gekochte Mahlzeiten mit frischen Zutaten wählt, kann nicht nur seinen Stoffwechsel positiv beeinflussen, sondern auch das Risiko für

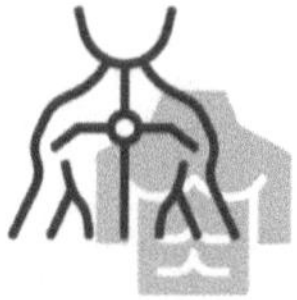

stressbedingte Essattacken reduzieren. Auch ausreichend Schlaf ist essenziell für einen funktionierenden Stoffwechsel. Ein regelmäßiger Schlafrhythmus und sieben bis acht Stunden Schlaf pro Nacht unterstützen die Regeneration des Körpers und tragen zu einem ausgeglichenen Hormonhaushalt bei. Durch die Kombination dieser Maßnahmen – gesunde Ernährung, regelmäßige Bewegung, Stressmanagement und ausreichend Schlaf – lassen sich Stoffwechselblockaden effektiv vorbeugen und die Grundlage für ein langfristiges Wohlbefinden schaffen.

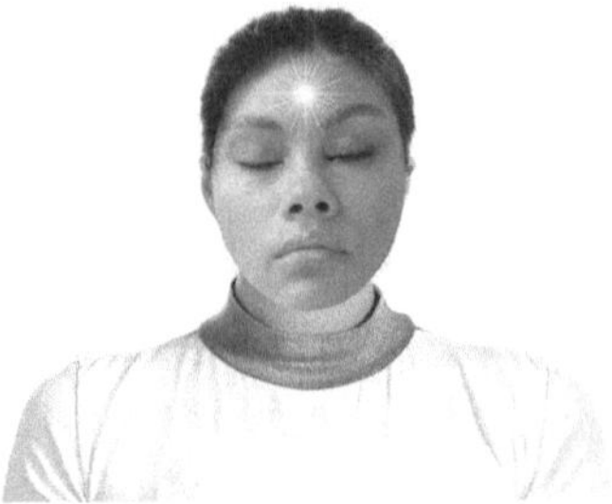

Meditation [i41]

Wirksamkeit von Stoffwechselblockade-Präventionsstrategien (Ohne HCG)

Auswirkungen präventiver Maßnahmen auf häufige Stoffwechselverlangsamungsprobleme während einer Nicht-HCG-Diät.

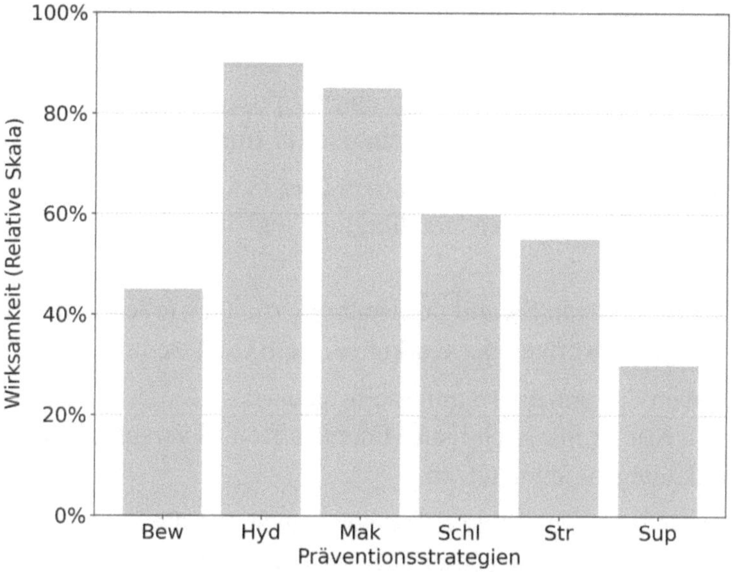

Bew: Regelmäßige leichte Bewegung | Hyd: Hydrierung (2+ Liter/Tag)
Mak: Konstante Makronährstoffe | Schl: Ausreichend Schlaf (7-9 Std)
Str: Stressmanagement-Techniken | Sup: Gezielte Supplementierung

Die Grafik zeigt die Wirksamkeit verschiedener Strategien zur Prävention der Stoffwechselverlangsamung während einer Nicht-HCG-Diät. Hydrierung und konstante Makronährstoffaufnahme scheinen besonders wirkungsvoll zu sein, was darauf hindeutet, dass sie eine entscheidende Rolle bei der Aufrechterhaltung der Stoffwechselfunktion spielen. Während Stressmanagement und ausreichend Schlaf positive Wirkungen zeigen, ist ihr Einfluss weniger ausgeprägt. Diese Daten unterstreichen die Bedeutung eines ganzheitlichen Ansatzes bei der Ernährung, bei dem nicht nur Ernährungseinschränkungen, sondern auch Lifestyle-Faktoren für eine optimale Stoffwechselleistung priorisiert werden.

Konkrete Ratschläge

- Steigern Sie Ihre Stoffwechselaktivität durch wechselwarme Fußbäder, indem Sie Ihre Füße abwechselnd in kaltes und warmes Wasser tauchen.
- Integrieren Sie das „Ölziehen“ in Ihre Morgenroutine, um Ihren Mundraum zu entgiften und Ihren Stoffwechsel indirekt zu unterstützen.
- Trinken Sie Ingwerwasser mit einem Spritzer Zitrone und Honig, um Ihren Stoffwechsel anzukurbeln und Ihr Immunsystem zu stärken.
- Bürsten Sie Ihren Körper vor dem Duschen mit einer Naturbürste in Richtung Herz, um die Durchblutung und den Lymphfluss zu fördern.
- Experimentieren Sie mit der Heilkraft von Gewürzen: Fügen Sie Zimt Ihrem Kaffee oder Kurkuma Ihrem Gemüse hinzu.
- Gönnen Sie sich eine Kanne selbstgemachte Gemüsebrühe, um Ihren Körper mit wichtigen Mineralstoffen zu versorgen und die Verdauung zu unterstützen.
- Atmen Sie bewusst und tief in den Bauch, um die Sauerstoffversorgung Ihrer Zellen zu verbessern und Ihren Stoffwechsel zu aktivieren.
- Schaffen Sie sich Rituale, die Ihren Stoffwechsel unterstützen, wie einen morgendlichen Spaziergang oder ein abendliches Entspannungsbad.
- Betrachten Sie Ihren Stoffwechsel als Ihren persönlichen Verbündeten und pflegen Sie ihn mit Achtsamkeit und Respekt.

Rückblick - 4. Stoffwechselreset

Ein Stoffwechselreset, wie er durch eine HCG-freie Stoffwechselkur angestrebt wird, bietet die Chance, Ihre Körperfunktionen zu optimieren und Ihre Gesundheit nachhaltig zu verbessern. Dabei geht es nicht nur um Gewichtsverlust, sondern um einen ganzheitlichen Ansatz, der die Leberfunktion, die Darmgesundheit, die Zellregeneration, den Hormonhaushalt und die Insulinsensitivität berücksichtigt. Der Erfolg hängt maßgeblich von Ihrem Verständnis dieser komplexen Zusammenhänge und der Bereitschaft ab, Ihre Lebensgewohnheiten entsprechend anzupassen.

Beginnen Sie mit einer Bestandsaufnahme Ihrer aktuellen Situation. Analysieren Sie Ihre Ernährungsgewohnheiten, Ihr Bewegungsverhalten, Ihren Schlafrhythmus und Ihren Umgang mit Stress. Wo sehen Sie Optimierungspotenzial? Eine ballaststoffreiche Ernährung mit viel frischem Obst und Gemüse unterstützt sowohl Ihre Leber als auch Ihren Darm. Integrieren Sie regelmäßig Bewegung in Ihren Alltag, um Ihre Insulinsensitivität zu verbessern und die Fettverbrennung anzukurbeln. Achten Sie auf ausreichend Schlaf, um Ihren Hormonhaushalt zu stabilisieren und Heißhungerattacken vorzubeugen. Entspannungstechniken wie Yoga oder Meditation können Ihnen helfen, Stress abzubauen und so Ihren Cortisolspiegel zu senken.

Die Umsetzung eines Stoffwechselresets kann mit Herausforderungen verbunden sein. Der Verzicht auf bestimmte Lebensmittel, die Integration von Sport in den Alltag und die Etablierung eines regelmäßigen Schlafrhythmus erfordern Disziplin und Planung. Seien Sie sich bewusst, dass es sich um einen Prozess handelt, der Zeit und Geduld benötigt. Gerade zu Beginn kann es zu leichten Rückschlägen kommen. Lassen Sie sich davon nicht entmutigen, sondern konzentrieren Sie sich auf Ihre langfristigen Ziele. Suchen Sie sich Unterstützung bei Bedarf. Ein Ernährungsberater kann Ihnen bei der Erstellung eines individuellen Ernährungsplans helfen, ein Personal Trainer kann Sie bei der Gestaltung Ihres Trainingsplans unterstützen.

Um langfristig von den positiven Effekten eines Stoffwechselresets zu profitieren, sollten Sie die gewonnenen Erkenntnisse in Ihren Alltag integrieren. Betrachten Sie die Kur nicht als kurzfristige Maßnahme, sondern als Chance, Ihre Lebensgewohnheiten nachhaltig zu verändern. Achten Sie auch nach Abschluss der Kur auf eine ausgewogene Ernährung, regelmäßige Bewegung, ausreichend Schlaf und effektives Stressmanagement. So können Sie Ihre Stoffwechselfunktionen optimal unterstützen und Ihr Wohlbefinden steigern.

Ein Stoffwechselreset ist eine Investition in Ihre Gesundheit. Mit dem richtigen Wissen, der nötigen Disziplin und einer positiven Einstellung können Sie Ihren Stoffwechsel aktivieren, Ihre Gesundheit verbessern und sich rundum wohler fühlen. Nutzen Sie die Gelegenheit, Ihrem Körper etwas Gutes zu tun und legen Sie den Grundstein für ein gesundes und vitales Leben.

5. Langfristiger Erfolg

Wie oft haben Sie eine Diät erfolgreich abgeschlossen, nur um Monate später wieder am Ausgangspunkt zu stehen? Der Weg zu einem gesunden Körpergewicht gleicht eher einem Marathon als einem Sprint - es geht um dauerhafte Veränderungen statt kurzfristiger Erfolge. Eine optimierte Stoffwechselaktivität bildet dabei das Fundament für nachhaltige Resultate. Die kommenden Seiten zeigen bewährte Strategien, mit denen Sie Ihre Erfolge dauerhaft sichern können. Lassen Sie uns gemeinsam erkunden, wie Sie Ihren Körper zu einem effizienten Verbündeten im Kampf gegen überflüssige Pfunde machen.

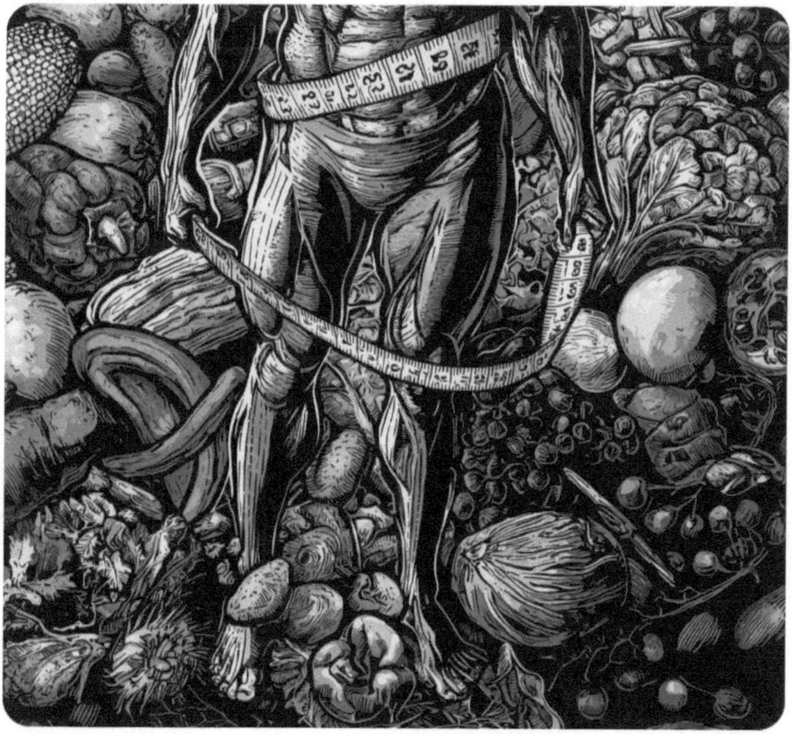

5. 1 Stoffwechseloptimierung

Langfristiger Erfolg beim Abnehmen erfordert mehr als eine kurzfristige Diät. Der Körper reagiert auf Kalorienreduktion mit einem verminderten Energieverbrauch, was die Gewichtserhaltung erschwert. Diese metabolische Anpassung erfordert eine nachhaltige Veränderung von Ernährungs- und Bewegungsverhalten, um die fettfreie Körpermasse zu erhalten und den Stoffwechsel anzukurbeln. Die Fähigkeit des Körpers, flexibel zwischen verschiedenen Energiequellen zu wechseln (metabolische Flexibilität), spielt dabei eine entscheidende Rolle. Ein effizienter Stoffwechsel, der sowohl Glukose als auch Fettsäuren optimal verwertet, ist der Schlüssel zu dauerhaftem Gewichtsverlust und nachhaltiger Gesundheit. Entdecken Sie in diesem Kapitel, wie Sie Ihren Stoffwechsel durch gezielte Strategien optimieren und Ihre Fettverbrennung auf natürliche Weise aktivieren.

Nachhaltige Stoffwechseloptimierung gelingt durch die Kombination von angepasster Ernährung, regelmäßiger Bewegung und der Entwicklung einer flexiblen Stoffwechsellage, die den Körper befähigt, effizient zwischen verschiedenen Energiequellen zu wechseln.

Dauerhafte Umstellung

Eine dauerhafte Stoffwechseloptimierung ohne HCG erfordert nachhaltige Veränderungen der Lebensweise. Es geht nicht nur um kurzfristige Diäten, sondern um eine langfristige Anpassung von Ernährung und Bewegung [s65]. Der Körper reagiert auf Kalorienrestriktion mit einer Verringerung des Energieverbrauchs [s66] [s65]. Diese metabolische Anpassung beeinflusst die langfristige Gewichtserhaltung, da der Körper versucht, Energie zu sparen. Um dem entgegenzuwirken, ist die Erhaltung der fettfreien Körpermasse wichtig, da diese den Energieverbrauch beeinflusst [s65]. Eine Möglichkeit, den Stoffwechsel langfristig positiv zu beeinflussen, ist intermittierendes Fasten [s67]. Durch die zeitliche Beschränkung der Nahrungsaufnahme wird die metabolische Flexibilität erhöht und der Körper lernt, Fett als Energiequelle zu nutzen [s67]. Zu vergleichen mit einem Hybrid-Auto, das zwischen Benzin und Elektrizität wechselt, lernt der Körper effizienter zwischen verschiedenen Energiequellen umzuschalten. Die verschiedenen Fastenmethoden, wie das zeitlich eingeschränkte Essen, fördern zudem eine gesunde circadiane Rhythmik, die für das Stoffwechselgleichgewicht wichtig ist [s67]. Intermittierendes Fasten kann die insulinempfindlichkeit verbessern und das Risiko für metabolische Syndrome senken [s67]. Es ist oft leichter in den Alltag zu integrieren als strenge Diätpläne, was die langfristige Einhaltung fördert [s67]. Neben der Ernährung spielt auch das Bewegungsverhalten eine wichtige Rolle [s66].

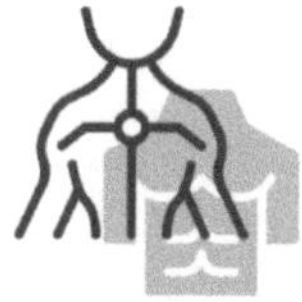

Regelmäßige körperliche Aktivität hilft, den Energieverbrauch zu steigern und die fettfreie Körpermasse zu erhalten. Auch nach Erreichen des Wunschgewichts bleiben metabolische Anpassungen bestehen, die eine erneute Gewichtszunahme erschweren können [s66]. Diese anhaltenden Veränderungen im Stoffwechsel können sogar die Rückkehr zu einem höheren Gewicht vorhersagen [s66]. Hormonelle Veränderungen, wie eine reduzierte insulinsekretion, tragen zu dieser Anpassung bei [s66]. Um langfristig erfolgreich zu sein, sollten individuelle Bedürfnisse und der Lebensstil berücksichtigt werden [s65]. Eine Kombination aus Kalorienrestriktion, regelmäßiger Bewegung und einer langfristigen Anpassung des Lebensstils ist entscheidend für eine dauerhafte Stoffwechseloptimierung.

metabolische_flexibilitaet

Metabolische Flexibilität beschreibt die Fähigkeit des Körpers, effizient zwischen verschiedenen Energiequellen – primär Glukose und Fettsäuren – zu wechseln, je nach Verfügbarkeit und Bedarf. Ein Stoffwechsel mit hoher Flexibilität kann schnell und problemlos von der Kohlenhydratverbrennung zur Fettverbrennung umschalten, wenn die Glukose knapp wird, z. B. während des Fastens oder bei körperlicher Anstrengung. Diese Anpassungsfähigkeit ist nicht nur für die Gewichtskontrolle relevant, sondern auch für die allgemeine Gesundheit und Leistungsfähigkeit. Ein flexibler Stoffwechsel kann dazu beitragen, Blutzuckerspiegel stabil zu halten und die Insulinausschüttung zu optimieren. Ein starrer Stoffwechsel hingegen, der vorwiegend auf Glukose als Energiequelle angewiesen ist, kann zu insulinresistenz, Gewichtszunahme und einem erhöhten Risiko für Stoffwechselerkrankungen führen. [s68] Krebszellen weisen eine besondere Form der metabolischen Flexibilität auf, die ihnen erlaubt, sowohl Glukose als auch andere Nährstoffe für ihr Wachstum zu nutzen. Diese Flexibilität erschwert die Behandlung von Krebs, da die Zellen schnell ihren Stoffwechsel anpassen können, um Therapien zu umgehen, die auf die Blockade spezifischer Stoffwechselwege abzielen. [s68] Die Forschung arbeitet an Strategien, um diese Anpassungsfähigkeit der Krebszellen zu unterbinden und so neue Therapieansätze zu entwickeln. Für einen gesunden Stoffwechsel im Alltag ist es hilfreich, dem Körper regelmäßig die Möglichkeit zu geben, auf Fettverbrennung umzuschalten. Dies kann durch längere Phasen ohne Nahrungsaufnahme, wie beim intermittierenden Fasten, oder durch kohlenhydratreduzierte Ernährung erreicht werden. Durch die Anpassung an unterschiedliche Energiequellen trainiert man die metabolische Flexibilität und fördert die Fettverbrennung. Wer beispielsweise nach dem Abendessen bis zum Frühstück am nächsten

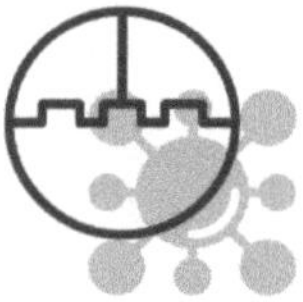

Morgen auf Snacks verzichtet, gibt dem Körper die Möglichkeit, in der Nacht vermehrt Fett zu verbrennen. Dies unterstützt die Gewichtskontrolle und verbessert die Stoffwechselgesundheit.

Gut zu wissen

Fettsäuren

Bei einer Stoffwechselkur ohne HCG dienen Fettsäuren als primäre Energiequelle. Die erhöhte Fettverbrennung trägt zur Gewichtsreduktion bei.

Intermittierendes Fasten

Intermittierendes Fasten kann die metabolische Flexibilität fördern und die Fettverbrennung während einer Stoffwechselkur ohne HCG unterstützen, indem es dem Körper längere Phasen ohne Kohlenhydratzufuhr bietet.

Stoffwechselflexibilität ohne HCG

Stoffwechselflexibilität bei verschiedenen Makronährstoffverhältnissen.

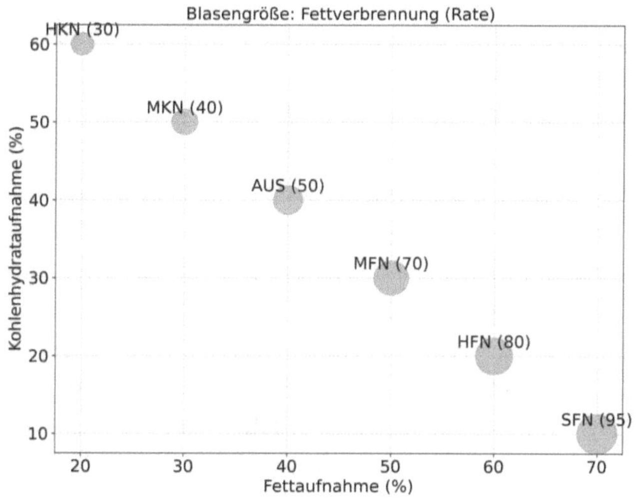

Blasengröße: Fettverbrennung (Rate)

AUS: Ausgewogen

HKN: Hoher Kohlenhydrat-, Niedriger Fettanteil

MKN: Moderater Kohlenhydrat-, Niedriger Fettanteil

HFN: Hoher Fett-, Niedriger Kohlenhydratanteil

MFN: Moderater Fett-, Niedriger Kohlenhydratanteil

SFN: Sehr niedriger Kohlenhydratanteil

Personen mit höherer Kohlenhydrataufnahme neigen zu einer geringeren Fettverbrennungskapazität, während Personen mit höherer Fettaufnahme eine größere Flexibilität aufweisen. Eine moderate Proteinaufnahme scheint die Stoffwechselflexibilität bei verschiedenen Makronährstoffverhältnissen zu unterstützen. Personen mit sehr niedriger Kohlenhydrataufnahme und moderater Fettaufnahme scheinen die höchste Stoffwechselflexibilität aufzuweisen.

Stoffwechseleffizienz

Stoffwechseleffizienz beschreibt, wie effektiv der Körper Energie aus Nährstoffen gewinnt und diese für seine Funktionen nutzt. Ein effizienter Stoffwechsel verbraucht weniger Energie für die gleiche Leistung und kann überschüssige Energie leichter speichern – oft als Fett [s69]. Dies kann die Gewichtsabnahme erschweren, da der Körper sparsamer mit Kalorien umgeht. Umgekehrt bedeutet eine geringere Effizienz, dass mehr Energie verbrannt wird, selbst in Ruhe. Die Effizienz des Stoffwechsels wird durch verschiedene Faktoren beeinflusst, darunter genetische Veranlagung, hormonelle Regulation, die Zusammensetzung der Körpermasse (Muskel-Fett-Verhältnis) und die Fähigkeit des Körpers, zwischen verschiedenen Brennstoffen – vorrangig Glukose und Fettsäuren – zu wechseln [s70]. Diese Flexibilität, bekannt als metabolische_flexibilitaet, ermöglicht es einem effizienten Stoffwechsel, je nach Bedarf und Verfügbarkeit schnell zwischen Kohlenhydrat- und Fettverbrennung umzuschalten. Eine hohe Insulinempfindlichkeit korreliert mit einer besseren metabolischen Effizienz und einem stärkeren Zusammenhang zwischen der Änderung des respiratorischen Quotienten (RQ) und zirkulierenden Fettsäuren [s70]. Der RQ gibt das Verhältnis von verbrauchtem Sauerstoff zu produziertem Kohlendioxid an und lässt Rückschlüsse auf die Art des verbrauchten Energieträgers zu. Trinken Sie z.B. koffeinhaltige Getränke, um den Ruheenergieverbrauch zu erhöhen, insbesondere wenn Sie trainiert sind [s71]. Koffein steigert die Lipidmobilisierung, möglicherweise durch eine erhöhte Epinephrin-Ausschüttung und die anschließende Lipidoxidation [s71]. Diese Wirkung ist bei Trainierten stärker ausgeprägt als bei Untrainierten [s71]. Ein weiterer Faktor, der die Stoffwechseleffizienz beeinflusst, ist die Reaktion des Körpers auf Sauerstoffmangel (Hypoxie). Die Leber kann die metabolische Homöostase unter kurzfristiger Hypoxie aufrechterhalten, indem sie die Atmungskettenkapazität vorübergehend

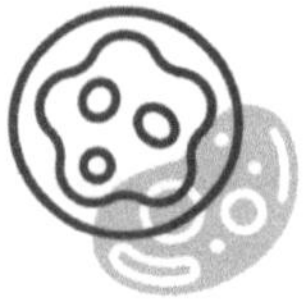

erhöht und den Lipidstoffwechsel anpasst [s72]. Diese Anpassungen zeigen, wie komplex und anpassungsfähig der Stoffwechsel ist, um auch unter schwierigen Bedingungen die Energieversorgung sicherzustellen. Es ist wichtig zu verstehen, dass eine hohe Stoffwechseleffizienz zwar die Gewichtsabnahme erschweren kann, aber nicht per se negativ ist. Sie ist ein Zeichen für einen gut funktionierenden Stoffwechsel, der in der Lage ist, Ressourcen effektiv zu nutzen.

Gut zu wissen

Metabolische Homöostase

Die metabolische Homöostase bezieht sich auf die Fähigkeit des Körpers, ein stabiles inneres Milieu in Bezug auf den Stoffwechsel aufrechtzuerhalten. Eine Stoffwechselkur ohne HCG zielt darauf ab, die metabolische Homöostase zu unterstützen und zu optimieren, indem sie den Körper dazu anregt, Fett als primäre Energiequelle zu nutzen und die Insulinempfindlichkeit zu verbessern.

Respiratorischer Quotient (RQ)

Der respiratorische Quotient (RQ) ist ein Maß für das Verhältnis von abgegebenem Kohlendioxid zu aufgenommenem Sauerstoff. Er gibt Aufschluss darüber, welche Nährstoffe der Körper primär zur Energiegewinnung nutzt. Ein RQ nahe 1 deutet auf Kohlenhydratverbrennung hin, während ein RQ nahe 0,7 Fettverbrennung anzeigt. Im Kontext einer Stoffwechselkur ohne HCG kann der RQ als Indikator für die metabolische Flexibilität und den Erfolg der Ernährungsumstellung dienen.

Stoffwechseleffizienz Vergleich (Ohne HCG)

Relative Effizienz verschiedener Stoffwechsel-Optimierungsstrategien

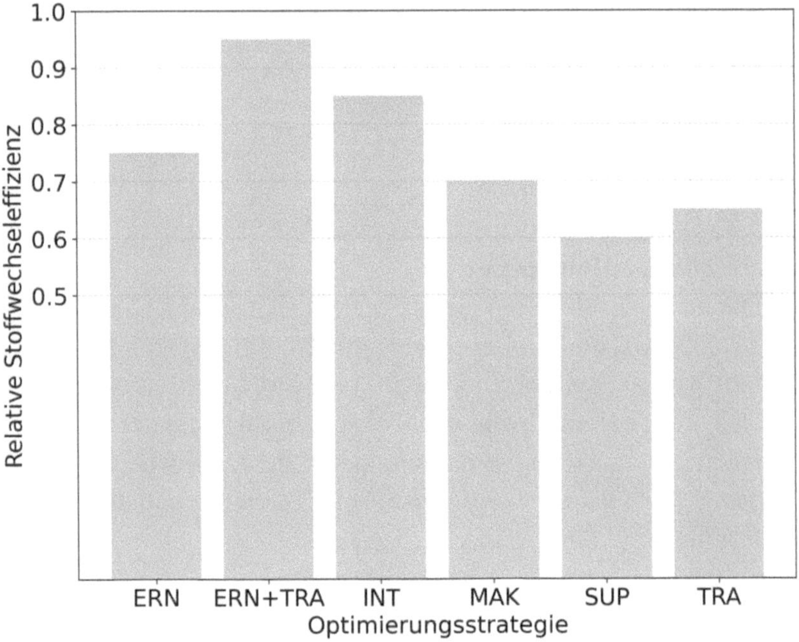

ERN: Kalorienrestriktion

ERN+TRA: Kalorienrestriktion + Training

INT: Intermittierendes Fasten

MAK: Makronährstoffanpassung

SUP: Nahrungsergänzung

TRA: Training

Kalorienrestriktion kombiniert mit Training zeigt die höchste Stoffwechseleffizienz, gefolgt von intermittierendem Fasten. Während Nahrungsergänzung und Makronährstoffanpassungen eine gewisse Verbesserung bieten, sind sie weniger effektiv als Lebensstiländerungen. Dies deutet darauf hin, dass die Konzentration auf Energiebilanz und körperliche Aktivität der Schlüssel zur Maximierung der Stoffwechseleffizienz ist.

Konkrete Ratschläge

- Verbinden Sie Ihren Stoffwechsel mit positiven Erlebnissen: Genießen Sie bewusst die Energie nach einem gesunden Essen oder die Ruhe nach einer Sporteinheit.
- Stellen Sie sich Ihren Stoffwechsel als ein dynamisches System vor, das Sie durch achtsame Entscheidungen positiv beeinflussen können.
- Trainieren Sie Ihre Sinneswahrnehmung für Lebensmittel: Konzentrieren Sie sich auf den Geschmack und die Textur, um bewusster zu essen.
- Schaffen Sie sich ein Netzwerk aus Menschen, die Ihre Stoffwechselziele unterstützen und mit denen Sie Erfahrungen austauschen können.
- Entwickeln Sie ein Ritual, das Ihren Stoffwechsel täglich aktiviert, zum Beispiel eine morgendliche Atemübung oder ein Glas Zitronenwasser.
- Sehen Sie Herausforderungen als Chance, Ihren Stoffwechsel zu stärken und widerstandsfähiger zu machen.
- Reflektieren Sie regelmäßig, welche Faktoren Ihren Stoffwechsel positiv beeinflussen und welche ihn bremsen.
- Experimentieren Sie mit neuen Bewegungsformen, um Ihren Stoffwechsel auf spielerische Weise anzuregen.
- Feiern Sie Ihre Erfolge, egal wie klein sie sind und stärken Sie so Ihre Motivation für eine langfristige Stoffwechseloptimierung.
- Visualisieren Sie Ihr Ziel eines optimal funktionierenden Stoffwechsels und spüren Sie die positive Energie, die davon ausgeht.
- Integrieren Sie die Prinzipien der Stoffwechseloptimierung in alle Lebensbereiche, von der Ernährung über die Bewegung bis hin zur Entspannung.

5. 2 Gewichtsmanagement

Langfristiger Erfolg beim Gewichtsmanagement erfordert mehr als nur kurzfristige Diäten. Es geht darum, nachhaltig Körpergewicht zu regulieren und gleichzeitig die Muskelmasse zu erhalten. Dies stellt viele vor Herausforderungen, denn Stoffwechsel, Hormonhaushalt und individuelle Bedürfnisse spielen eine entscheidende Rolle. Der Erhalt von Muskelmasse ist dabei essenziell, da Muskeln den Grundumsatz erhöhen und die Fettverbrennung unterstützen. Gleichzeitig gilt es, den Stoffwechsel optimal zu nutzen und Fettreserven effektiv abzubauen. Lesen Sie weiter, um zu erfahren, wie Sie durch ein gezieltes Gewichtsmanagement langfristige Erfolge erzielen und Ihre Gesundheit nachhaltig verbessern.

Nachhaltiges Gewichtsmanagement erfordert die Kombination aus gesunder Ernährung, regelmäßiger Bewegung und der Optimierung von Stoffwechselprozessen wie der Fettverbrennung und dem Muskelerhalt.

Fettverbrennung

Fettverbrennung, der Prozess, bei dem gespeicherte Triglyceride in freie Fettsäuren und Glycerin aufgespalten und zur Energiegewinnung genutzt werden, ist ein komplexer, vom Hormonhaushalt gesteuerter Vorgang. Ein wichtiger Aspekt ist der "metabolische_schalter", der den Körper von der Glukoseverwertung auf die Fettverbrennung umstellt. Dieser Schalter wird aktiviert, wenn die Glykogenspeicher, die primäre Energiequelle des Körpers, erschöpft sind. Dies geschieht typischerweise nach 12 bis 36 Stunden ohne Nahrungsaufnahme, wodurch die Lipolyse, die Freisetzung von Fettsäuren aus dem Fettgewebe, erhöht wird [s73]. intermittierendes_fasten kann diesen Prozess gezielt nutzen und die Fettverbrennung fördern. Dabei ist zu beachten, dass dieser Ansatz, ähnlich wie eine kontinuierliche Kalorienreduktion, den Fettabbau unterstützt und gleichzeitig den Muskelerhalt fördern kann [s73]. So kann beispielsweise eine Person, die intermittierendes Fasten praktiziert, durch die Aktivierung des metabolischen Schalters, die Fettverbrennung erhöhen, ohne signifikante Muskelmasse zu verlieren. Neben der Ernährung beeinflussen auch hormonelle Faktoren und der allgemeine Gesundheitszustand die Fettverbrennung. Bei Frauen mit polyzystischem Ovarialsyndrom (PCOS) ist Übergewicht häufig mit Stoffwechselstörungen und Reproduktionsproblemen verbunden [s74]. Eine moderate Gewichtsabnahme von 5-10% kann bereits positive Auswirkungen auf den Menstruationszyklus haben und die metabolischen Funktionen verbessern [s74]. Im Rahmen einer Lebensstilintervention, die neben der

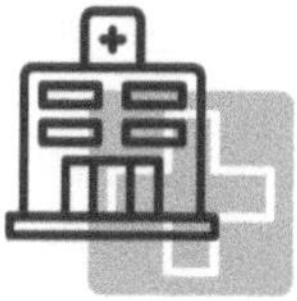

Ernährungsumstellung auch regelmäßige Bewegung umfasst, kann nicht nur der freie Androgenindex (FAI) gesenkt, sondern auch das Lipidprofil verbessert und die insulinempfindlichkeit erhöht werden [s75]. Diese Verbesserungen tragen dazu bei, das Risiko für kardiovaskuläre Erkrankungen und Diabetes zu reduzieren [s74]. Eine langsame und kontrollierte Gewichtsreduktion ist dabei nicht nur effektiver, sondern auch gesünder. Eine zu schnelle Gewichtsabnahme, zum Beispiel mehr als 5-10% des Körpergewichts innerhalb von 6 Monaten, kann die Entstehung von Gallensteinen begünstigen, insbesondere bei Frauen [s76]. Eine ausgewogene Ernährung, regelmäßige Bewegung und ein gesundes Gewichtsmanagement sind daher entscheidend für eine optimale Fettverbrennung und das allgemeine Wohlbefinden. Durch die Kombination dieser Maßnahmen können sowohl metabolische als auch hormonelle Prozesse positiv beeinflusst und gesundheitliche Risiken minimiert werden.

Energiequellen für die Fettverbrennung

Primäre Energiequellen während einer Stoffwechseldiät (ohne HCG).

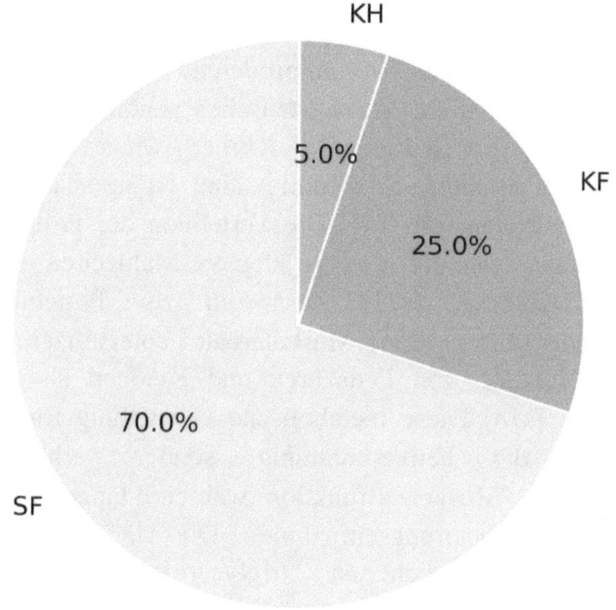

- KF: Kostfett
- KH: Kohlenhydrate
- SF: Speicherfett

Diese Grafik zeigt die Abhängigkeit des Körpers von gespeichertem Fett als primäre Energiequelle während einer Stoffwechseldiät ohne HCG. Während Nahrungsfett einen Beitrag leistet, zeigt der deutlich größere Anteil aus gespeichertem Fett die Wirksamkeit dieses Ansatzes zur Gewichtsreduktion. Der geringe Beitrag von Kohlenhydraten deutet auf eine reduzierte Abhängigkeit von Zucker als Energiequelle hin.

Muskelerhalt

Muskeln zu erhalten, ist während einer Gewichtsreduktion wichtig, da Muskelgewebe mehr Energie verbraucht als Fettgewebe. Ein höherer Muskelanteil erhöht also den grundumsatz, was die Gewichtskontrolle langfristig erleichtert. [s77] Um den Abbau von Muskelmasse während einer kalorienreduzierten Diät zu minimieren, ist eine ausreichende Proteinzufuhr unerlässlich. Ältere Menschen benötigen etwa 1,0 bis 1,2 Gramm Protein pro Kilogramm Körpergewicht täglich, um die Muskelmasse zu erhalten. So benötigt eine 70 kg schwere Person 70 bis 84 Gramm Protein pro Tag. Die Verteilung der Proteinzufuhr über den Tag – idealerweise auf mehrere kleinere Mahlzeiten – optimiert die Muskelproteinsynthese. [s77] Zusätzlich zur Proteinzufuhr kann intermittierendes_fasten den Muskelerhalt unterstützen, indem der Körper zur Nutzung von Fettsäuren und Ketonen als Energiequelle angeregt wird. [s78] Diese metabolische Umstellung fördert nicht nur die Fettverbrennung, sondern erhält auch die Muskelzellfunktion während längerer Phasen ohne Nahrungsaufnahme. Die in den Muskelzellen gespeicherten triglyceride dienen dabei als zusätzliche Energiequelle. [s78] Durch die Kombination einer ausreichenden Proteinzufuhr mit intermittierendem Fasten lässt sich der Muskelerhalt während einer Gewichtsreduktion optimieren und der Stoffwechsel positiv beeinflussen.

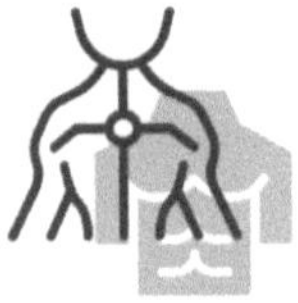

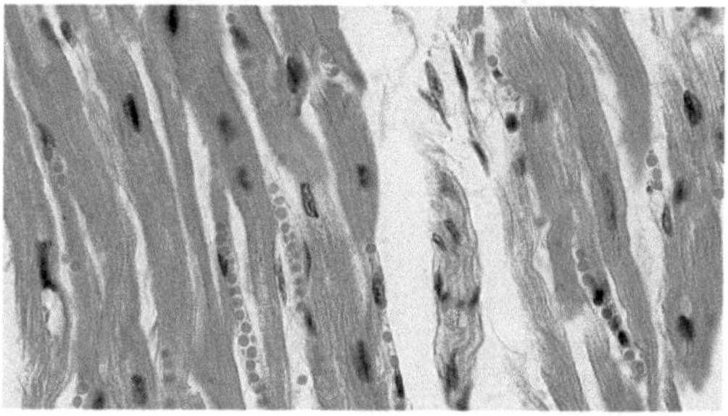

Muskelgewebe [i42]

Stoffwechsel-Strategien

Einfluss auf Muskelerhalt

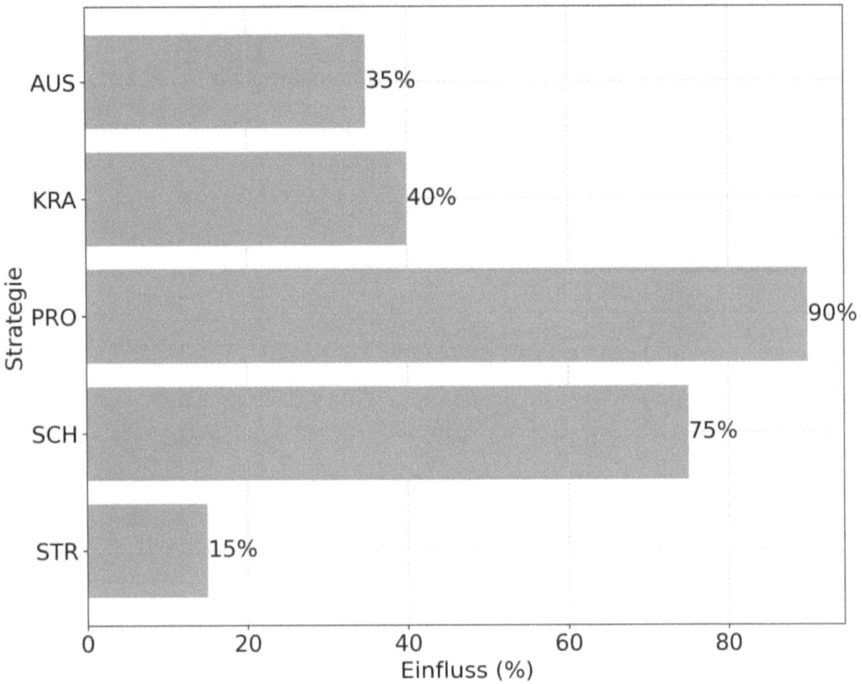

AUS: Ausdauertraining

KRA: Krafttraining

PRO: Proteinzufuhr

SCH: Schlaf

STR: Stressreduktion

Das horizontale Balkendiagramm visualisiert den relativen Einfluss verschiedener Strategien auf den Muskelerhalt während einer Stoffwechselkur ohne HCG. Eine höhere Proteinzufuhr zeigt den stärksten Effekt, gefolgt von Krafttraining. Ausreichend Schlaf und Stressreduktion tragen ebenfalls, wenn auch weniger stark, zum Muskelerhalt bei. Ausdauertraining hat den geringsten Einfluss.

Konkrete Ratschläge

- Finden Sie Ihren persönlichen Rhythmus für Bewegung und Mahlzeiten und halten Sie ihn konsequent ein, um Ihren Körper in seiner natürlichen Balance zu unterstützen.
- Gestalten Sie Ihre Mahlzeiten als kleine Kunstwerke, indem Sie mit Farben, Formen und Aromen experimentieren und so Ihre Sinne und Ihren Stoffwechsel gleichermaßen anregen.
- Entwickeln Sie ein Gespür für die Sprache Ihres Körpers: Lernen Sie, Hunger von Appetit zu unterscheiden und reagieren Sie bewusst auf die Signale Ihres Stoffwechsels.
- Schaffen Sie sich eine Wohlfühloase in Ihrem Zuhause, in der Sie sich entspannen und Ihre Mahlzeiten in Ruhe genießen können, um die Verdauung und den Stoffwechsel zu fördern.
- Betrachten Sie Ihr Gewichtsmanagement als ein Abenteuer, bei dem Sie Ihren Körper und seine Bedürfnisse immer besser kennenlernen.
- Verwandeln Sie Ihren Alltag in ein Bewegungslabor und entdecken Sie spielerisch neue Möglichkeiten, Ihren Stoffwechsel anzukurbeln, wie z.B. durch Tanzen beim Kochen oder Balancieren auf dem Weg zur Arbeit.
- Lassen Sie sich von der Natur inspirieren und integrieren Sie die Jahreszeiten in Ihr Gewichtsmanagement: Essen Sie im Sommer leichte, kühlende Speisen und wärmende, nahrhafte Gerichte im Winter.
- Feiern Sie kleine Erfolge auf Ihrem Weg zum Wunschgewicht mit einem Ritual, das Ihnen Freude bereitet, wie einem entspannenden Bad oder einem guten Buch.

5. 3 Lebensstilanpassung

Langfristiger Erfolg bei der Stoffwechselkur erfordert nachhaltige Lebensstiländerungen. Schlaf, Stressmanagement und Verhaltensmuster beeinflussen Hormone, Stoffwechselprozesse und letztendlich den Erfolg Ihrer Bemühungen. Diese Faktoren können zu Gewichtszunahme, Heißhunger und Stoffwechselproblemen führen, wenn sie nicht in Balance sind. Eine erfolgreiche Umstellung erfordert dauerhafte Veränderungen und die Integration neuer Gewohnheiten in den Alltag. Dies stellt viele vor Herausforderungen, bietet aber gleichzeitig die Chance auf mehr Energie, bessere Gesundheit und gesteigertes Wohlbefinden. Bereit, Ihren Stoffwechsel und Ihr Leben langfristig positiv zu beeinflussen? Lesen Sie weiter und erfahren Sie, wie Sie diese wichtigen Faktoren optimieren.

Nachhaltiger Erfolg bei der Lebensstiländerung und Gewichtsregulation basiert auf der Kombination von ausreichend Schlaf, Stressmanagement und der Etablierung neuer Gewohnheiten durch intrinsische Motivation, realistische Ziele und soziale Unterstützung.

Schlafoptimierung

Schlaf ist für einen funktionierenden Stoffwechsel unerlässlich. Er beeinflusst Hormone und Stoffwechselprozesse, die für die Gewichtsregulation und die allgemeine Gesundheit entscheidend sind [s79]. Eine Störung dieser Prozesse kann zu verschiedenen Problemen führen, wie Fettleibigkeit, Diabetes und Insulinresistenz [s79]. Die Hormone Leptin und ghrelin, die den Appetit regulieren, werden durch Schlafmangel direkt beeinflusst. Leptin signalisiert dem Gehirn Sättigung, während Ghrelin den Hunger stimuliert. Zu wenig Schlaf kann den Leptinspiegel senken und den Ghrelinspiegel erhöhen, was zu einem verstärkten Hungergefühl und einer erhöhten Kalorienaufnahme führt. Dieser hormonelle Ungleichgewicht kann eine Gewichtszunahme und Stoffwechselprobleme begünstigen. Wer beispielsweise nachts nur wenige Stunden schläft, verspürt tagsüber möglicherweise Heißhunger auf kalorienreiche Lebensmittel. Ein regelmäßiger Schlafrhythmus unterstützt die natürliche Hormonproduktion und hilft, Heißhungerattacken zu vermeiden. Neben Leptin und Ghrelin beeinflusst der Schlaf auch den Cortisolspiegel. Cortisol ist ein Stresshormon, das in erhöhten Mengen zu einer verstärkten Einlagerung von Bauchfett führen kann. Chronischer Schlafmangel erhöht den Cortisolspiegel, was langfristig negative Auswirkungen auf den Stoffwechsel und das Gewicht haben kann. Die Schlafqualität wirkt sich auch auf die Glukosetoleranz aus, also die Fähigkeit des Körpers, Zucker aus dem Blut in die Zellen zu transportieren. Schlafstörungen können die Glukosetoleranz beeinträchtigen und das Risiko für Typ-2-Diabetes erhöhen. Besonders der Tiefschlaf, auch bekannt als Slow-Wave-Sleep, ist für die Glukosehomöostase, also die Aufrechterhaltung eines stabilen Blutzuckerspiegels, wichtig [s79]. Auch die circadianen_rhythmen, unsere innere biologische Uhr, sind eng mit dem Schlaf und dem Stoffwechsel verknüpft [s79]. Diese Rhythmen steuern verschiedene Körperfunktionen, darunter auch die Hormonproduktion und den Stoffwechsel. Schichtarbeit oder unregelmäßige Schlafzeiten können die circadianen Rhythmen stören und die Melatonin- und Cortisolproduktion beeinflussen [s79]. Melatonin ist ein Hormon, das den Schlaf-Wach-Zyklus reguliert. Ein gestörter Melatonin-Rhythmus kann zu Schlafproblemen und Stoffwechselstörungen führen. Um die negativen Auswirkungen zu minimieren, ist es hilfreich, auch bei Schichtarbeit auf einen möglichst regelmäßigen Schlafrhythmus zu achten und die Schlafhygiene zu optimieren. Das bedeutet, eine dunkle und ruhige Schlafumgebung zu schaffen, auf Koffein und Alkohol vor dem Schlafengehen zu verzichten und regelmäßige Schlafenszeiten einzuhalten. Diese Maßnahmen können dazu beitragen, die natürlichen circadianen Rhythmen zu unterstützen und den Stoffwechsel positiv zu beeinflussen.

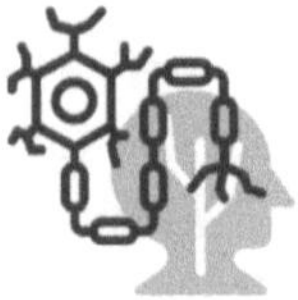

Gut zu wissen

Glukosetoleranz

Die Glukosetoleranz beschreibt, wie gut der Körper Zucker aus dem Blut in die Zellen transportieren kann. Eine verbesserte Glukosetoleranz ist ein wichtiges Ziel bei einer Stoffwechselkur ohne HCG, da sie dazu beiträgt, den Blutzuckerspiegel stabil zu halten und das Risiko für Insulinresistenz und Diabetes zu senken. Regelmäßige Bewegung und eine ausgewogene Ernährung fördern die Glukosetoleranz.

Schlafhygiene

Schlafhygiene umfasst alle Maßnahmen, die zu einem gesunden und erholsamen Schlaf beitragen. Eine gute Schlafhygiene, wie z.B. ein regelmäßiger Schlafrhythmus und eine optimale Schlafumgebung, ist während einer Stoffwechselkur ohne HCG besonders wichtig, um den Stoffwechsel zu unterstützen und die Gewichtsabnahme zu fördern.

Slow-Wave-Sleep

Slow-Wave-Sleep, auch Tiefschlaf genannt, ist die wichtigste Schlafphase für die körperliche Regeneration und die Hormonproduktion. Ausreichend Tiefschlaf während einer Stoffwechselkur ohne HCG unterstützt die natürliche Hormonbalance, die für einen gesunden Stoffwechsel und eine erfolgreiche Gewichtsregulation entscheidend ist.

Schlafoptimierung für metabolisches Gleichgewicht

Ideale Schlafphasenverteilung für die metabolische Gesundheit.

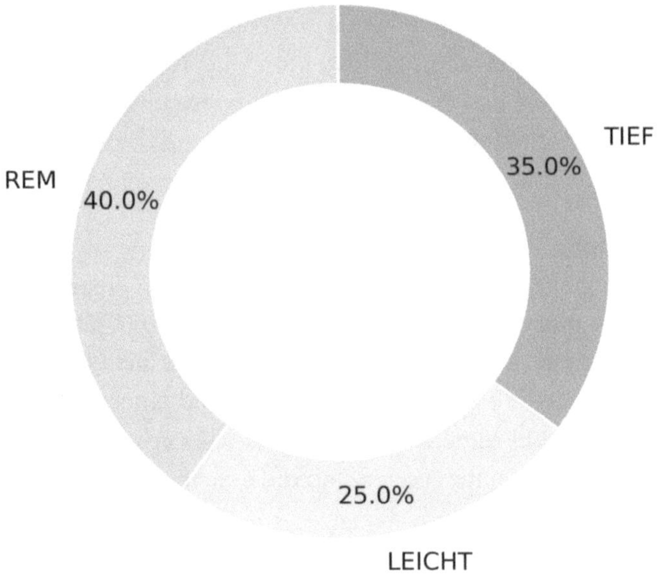

- DEP: Tiefschlaf
- LIG: Leichtschlaf
- REM: REM-Schlaf

Die Priorisierung von Tief- und REM-Schlaf ist entscheidend für die Stoffwechselfunktion und Hormonregulation. Während Leichtschlaf wichtig für die Übergänge zwischen den Phasen ist, gewährleistet ein signifikanter Anteil an Tief- und REM-Schlaf erholsame Ruhe und optimale Stoffwechselprozesse. Diese Verteilung spiegelt die Betonung dieser kritischen Schlafphasen für eine verbesserte Stoffwechselgesundheit während eines nicht-HCG Stoffwechselprogramms wider.

Stressreduktion

Stress beeinflusst nicht nur das emotionale Wohlbefinden, sondern auch den Hormonhaushalt und die Stoffwechselvorgänge. [s80] Chronischer Stress kann zu erhöhter Cortisol-Ausschüttung führen, was Appetit und Fettstoffwechsel beeinflusst und Gewichtszunahme, besonders im Bauchbereich, begünstigt. [s80] Auch emotionales Essen, bei dem Nahrung zur Stressbewältigung eingesetzt wird, kann die Gewichtsregulation erschweren. [s80] Daher sind Strategien zur Stressreduktion bei einer Stoffwechselkur wichtig. Unter anderem Achtsamkeitstraining kann helfen, ungünstige Denk- und Verhaltensmuster im Zusammenhang mit Essen zu erkennen und zu verändern. [s80] Durch die bewusste Wahrnehmung von Gefühlen und Körpersignalen lernen Sie, auf Stress anders zu reagieren, anstatt zu essen. Achtsamkeitsübungen, wie fokussierte Aufmerksamkeit auf den Atem oder eine Body-Scan-Meditation, können in den Alltag integriert werden. Die Kombination von Achtsamkeit mit anderen Maßnahmen der Stoffwechselkur kann deren Wirksamkeit zusätzlich steigern. [s80] Neben Achtsamkeit sind Bewegung und Entspannungstechniken wie Yoga, progressive Muskelentspannung oder autogenes_training hilfreich, um Stress abzubauen und das allgemeine Wohlbefinden zu verbessern. [s81] Integrieren Sie regelmäßige Bewegungseinheiten und Entspannungsphasen in Ihren Alltag. So können Sie Stress reduzieren und Ihre Stoffwechselkur positiv unterstützen. [s82] Entspannung wirkt sich positiv auf den Cortisolspiegel und die Schlafqualität aus, was wiederum den Stoffwechsel und die Gewichtsregulation fördert. [s82]

Achtsamkeitstraining

Achtsamkeitstraining hilft, Essgewohnheiten bewusster wahrzunehmen und zu verändern. Es unterstützt, mit emotionalem Essen umzugehen und Heißhungerattacken zu vermeiden, was die Gewichtsregulation während der Stoffwechselkur fördert.

Cortisol

Cortisol ist ein lebenswichtiges Hormon, das bei der Stoffwechselkur ohne HCG eine wichtige Rolle spielt. Ein dauerhaft erhöhter Cortisolspiegel kann den Stoffwechsel negativ beeinflussen und die Gewichtsabnahme erschweren. Daher ist Stressmanagement ein wichtiger Bestandteil der Lebensstiländerung.

Progressive Muskelentspannung

Bei der progressiven Muskelentspannung werden verschiedene Muskelgruppen nacheinander angespannt und wieder entspannt. Diese Technik hilft, körperliche Anspannung zu lösen, die durch Stress entstehen kann. Ein entspannter Körperzustand wirkt sich positiv auf den Stoffwechsel und die Hormonbalance aus.

Effektivität von Stressreduktions-Techniken

Vergleich von Stressreduktions-Methoden

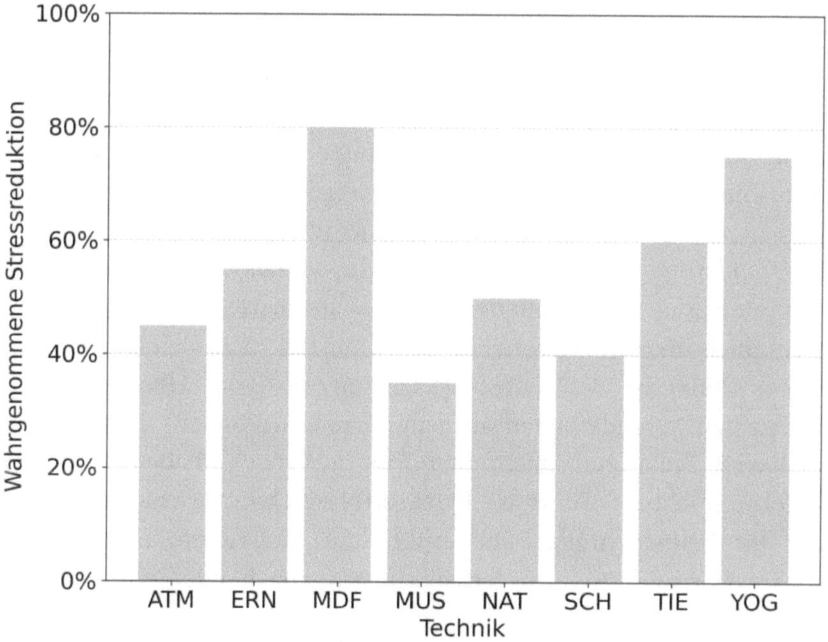

ATM: Tiefes Atmen

ERN: Gesunde Ernährung

MDF: Achtsamkeit

MUS: Musik

NAT: Zeit in der Natur

SCH: Lesen

TIE: Ausreichend Schlaf

YOG: Yoga

Diese Grafik zeigt die unterschiedliche Wirksamkeit verschiedener Stressreduktions-Techniken. Achtsamkeit und Yoga zeigen das höchste Potenzial zur Stressreduktion und könnten besonders vorteilhaft für Personen sein, die eine deutliche Stresslinderung suchen. Während Techniken wie tiefes Atmen und der Aufenthalt in der Natur eine moderate Stressreduktion bieten, können sie dennoch wertvolle Werkzeuge sein. Es ist wichtig zu beachten, dass die individuellen Reaktionen auf Stressreduktions-Techniken unterschiedlich sind und das Finden der richtigen Kombination der Schlüssel zu einem effektiven Stressmanagement ist.

Verhaltensänderung

Verhaltensänderung ist der Schlüssel für eine nachhaltige Lebensstilanpassung und somit auch für den Erfolg einer Stoffwechselkur ohne HCG. Es geht nicht nur darum, temporär Ernährung und Bewegungsmuster zu verändern, sondern neue Gewohnheiten zu etablieren, die langfristig zu einem gesünderen Lebensstil führen. Ein wichtiger Aspekt ist die Motivation. Diese sollte intrinsisch sein, also aus eigenem Antrieb kommen, um dauerhaft wirken zu können. Finden Sie Ihre persönlichen Gründe für die Veränderung – sei es mehr Energie, verbesserte Gesundheit oder ein gesteigertes Wohlbefinden. Diese intrinsische Motivation hilft Ihnen, auch in schwierigen Phasen am Ball zu bleiben. [s83] Ein weiterer Punkt ist die Selbstwirksamkeit, also die Überzeugung, die gewünschten Veränderungen auch umsetzen zu können. Setzen Sie sich realistische Ziele und unterteilen Sie größere Vorhaben in kleinere, leichter erreichbare Schritte. Jeder erfolgreich abgeschlossene Schritt stärkt Ihr Selbstvertrauen und erhöht die Motivation. Dokumentieren Sie Ihre Fortschritte – ein ernaehrungstagebuch oder eine App kann Ihnen helfen, Ihre Erfolge sichtbar zu machen und Ihren Weg zu verfolgen. Die Integration der neuen Verhaltensweisen in den Alltag ist entscheidend für den langfristigen Erfolg. Verknüpfen Sie neue Gewohnheiten mit bereits bestehenden Routinen. Wenn Sie zum Beispiel jeden Morgen nach dem Aufstehen ein Glas Wasser trinken, können Sie direkt im Anschluss Ihre neuen Übungen für fünf Minuten durchführen. So verankern Sie die neue Aktivität fest in Ihrem Tagesablauf. Die soziale Unterstützung durch Familie und Freunde kann ebenfalls die Motivation stärken und den

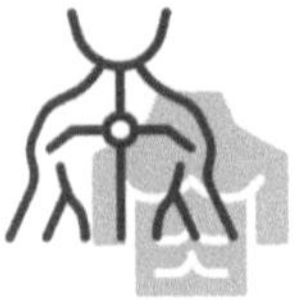

Veränderungsprozess erleichtern. Suchen Sie sich Verbündete, die Sie unterstützen und mit denen Sie Ihre Erfahrungen teilen können. Auch der Austausch mit anderen, die ähnliche Ziele verfolgen, bietet wertvolle Motivation und Hilfestellung. Scheuen Sie sich nicht, professionelle Unterstützung in Anspruch zu nehmen, wenn Sie das Gefühl haben, alleine nicht weiterzukommen. Ein Ernährungsberater oder Coach kann Ihnen individuelle Strategien an die Hand geben und Sie auf Ihrem Weg begleiten. Eine langfristige Ernährungsumstellung führt zu einer Verbesserung der Körperzusammensetzung, unterstützt die Gewichtsreduktion und optimiert Stoffwechselprozesse. [s84] Dabei ist es hilfreich, sich auf die positiven Aspekte der Veränderung zu konzentrieren und sich regelmäßig für die erreichten Erfolge zu belohnen. So bleibt die Motivation langfristig erhalten.

Gut zu wissen

Intrinsische Motivation

Die intrinsische Motivation spielt eine entscheidende Rolle für den Erfolg der Stoffwechselkur, da sie aus einem inneren Antrieb heraus entsteht und somit nachhaltiger wirkt als äußere Zwänge. Sie ist der Schlüssel, um langfristig die Ernährung umzustellen und gesunde Gewohnheiten zu etablieren, die den Stoffwechsel positiv beeinflussen.

Stoffwechselveränderung und Lebensstil

Erfolg, Nachhaltigkeit und Zeitinvestition bei Lebensstiländerungen im Zusammenhang mit der Stoffwechselgesundheit.

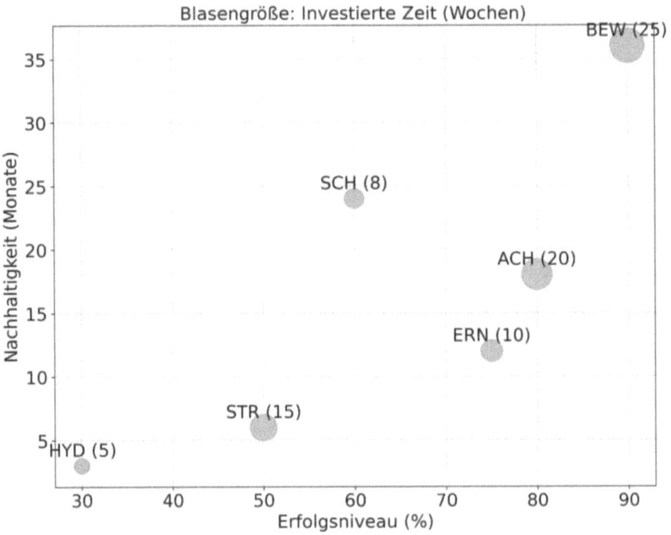

Blasengröße: Investierte Zeit (Wochen)

ACH: Achtsamkeitspraxis

BEW: Bewegungsroutine

ERN: Ernährungsumstellung

HYD: Hydrationssteigerung

SCH: Schlafverbesserung

STR: Stressmanagement

Die Grafik zeigt eine Korrelation zwischen investierter Zeit und Erfolg. Höhere Zeitinvestition führt im Allgemeinen zu größerem Erfolg. Die Nachhaltigkeit korreliert jedoch nicht immer mit Erfolg oder Zeit, was darauf hindeutet, dass selbst erfolgreiche Änderungen langfristig möglicherweise nicht beibehalten werden. Einige sehr erfolgreiche Änderungen erfordern weniger Zeit, was auf effiziente Strategien hinweist. Diejenigen mit geringerem Erfolg trotz hoher Zeitinvestition benötigen möglicherweise andere Ansätze.

Konkrete Ratschläge

- Verknüpfen Sie neue Gewohnheiten mit positiven Emotionen, um sie langfristig zu festigen.
- Schaffen Sie sich feste Ankerpunkte im Tagesablauf, die Ihre neuen Routinen unterstützen, z.B. ein Spaziergang nach dem Mittagessen.
- Nutzen Sie die Kraft der Musik: Erstellen Sie sich Playlists für verschiedene Aktivitäten, wie eine motivierende Playlist für Ihr Training oder eine entspannende Playlist für Ihre Ruhephasen.
- Integrieren Sie Ihre neuen Gewohnheiten in Ihr soziales Umfeld: Verabreden Sie sich mit Freunden zum gemeinsamen Kochen gesunder Mahlzeiten oder zum Sport.
- Belohnen Sie sich regelmäßig für erreichte Meilensteine, aber wählen Sie Belohnungen, die Ihren langfristigen Erfolg unterstützen, wie z.B. ein neues Kochbuch oder ein Wellnesstag.
- Reflektieren Sie Ihre Fortschritte und Misserfolge und lernen Sie aus beiden: Was hat gut funktioniert, was können Sie verbessern?
- Visualisieren Sie Ihr zukünftiges Ich mit den erfolgreich integrierten Lebensstiländerungen und spüren Sie die positive Energie, die dieses Bild in Ihnen auslöst.
- Entwickeln Sie eine positive Fehlerkultur: Sehen Sie Rückschläge nicht als Scheitern, sondern als Chance, Ihre Strategien anzupassen und gestärkt weiterzumachen.
- Schaffen Sie sich ein inspirierendes Umfeld: Hängen Sie motivierende Bilder oder Zitate auf, die Sie an Ihre Ziele erinnern.
- Verwandeln Sie Ihren Alltag in ein Spiel: Setzen Sie sich kleine Herausforderungen und belohnen Sie sich für deren Erfüllung.

Rückblick - 5. Langfristiger Erfolg

Langfristiger Erfolg bei der Stoffwechseloptimierung, insbesondere im Kontext einer HCG-freien Stoffwechselkur, basiert auf einem ganzheitlichen Ansatz, der weit über kurzfristige Diätpläne hinausgeht. Es geht darum, Ihre Lebensweise nachhaltig zu verändern und ein tiefes Verständnis für die komplexen Zusammenhänge zwischen Ernährung, Bewegung, Schlaf, Stressmanagement und Ihrem Stoffwechsel zu entwickeln. Der Körper reagiert auf Kalorienrestriktion zwar mit Gewichtsverlust, aber gleichzeitig passt er seinen Energieverbrauch an, um Energie zu sparen. Diese metabolische Anpassung kann die langfristige Gewichtserhaltung erschweren. Um diesem Effekt entgegenzuwirken, sollten Sie nicht nur auf eine ausgewogene Kalorienreduktion achten, sondern auch den Erhalt Ihrer Muskelmasse priorisieren. Muskelgewebe verbraucht mehr Energie als Fettgewebe und trägt somit zu einem höheren Grundumsatz bei. Eine ausreichende Proteinzufuhr, idealerweise verteilt über den Tag, ist dafür essenziell, insbesondere für ältere Menschen.

Neben der Ernährung spielt die metabolische Flexibilität eine entscheidende Rolle für Ihren langfristigen Erfolg. Diese beschreibt die Fähigkeit Ihres Körpers, effizient zwischen verschiedenen Energiequellen – hauptsächlich Glukose und Fettsäuren – zu wechseln. Ein flexibler Stoffwechsel kann problemlos von der Kohlenhydrat- zur Fettverbrennung umschalten, wenn die Glukose knapp wird, beispielsweise während des Fastens oder bei körperlicher Aktivität. Um Ihre metabolische Flexibilität zu trainieren, integrieren Sie regelmäßig Phasen ohne Nahrungsaufnahme in Ihren Alltag, beispielsweise durch intermittierendes Fasten. Experimentieren Sie mit verschiedenen Fastenmethoden, wie dem zeitlich begrenzten Essen und finden Sie die Variante, die am besten zu Ihrem Lebensstil passt. Auch eine kohlenhydratreduzierte Ernährung kann dazu beitragen, Ihren Körper an die Fettverbrennung zu gewöhnen. Denken Sie daran, dass die Umstellung Zeit braucht und Geduld erfordert.

Ein weiterer wichtiger Faktor für nachhaltigen Erfolg ist die Schlafoptimierung. Ausreichend Schlaf, insbesondere Tiefschlaf, ist für einen funktionierenden Stoffwechsel unerlässlich. Schlafmangel stört den Hormonhaushalt, beeinflusst die Appetitregulation und kann zu Heißhungerattacken führen. Achten Sie auf einen regelmäßigen Schlafrhythmus, schaffen Sie sich eine entspannende Schlafumgebung und vermeiden Sie Koffein und Alkohol vor dem Schlafengehen. Auch Stressmanagement spielt eine wichtige Rolle bei der Stoffwechseloptimierung. Chronischer Stress führt zu einer erhöhten Cortisol-Ausschüttung, was wiederum die Gewichtszunahme, insbesondere im Bauchbereich, begünstigt. Integrieren Sie Entspannungstechniken wie Yoga, Meditation oder progressive Muskelentspannung in Ihren Alltag, um Stress abzubauen und Ihr emotionales Wohlbefinden zu stärken.

Letztendlich ist die nachhaltige Verhaltensänderung der Schlüssel zum langfristigen Erfolg. Setzen Sie sich realistische Ziele, unterteilen Sie größere Vorhaben in kleinere Schritte und belohnen Sie sich für erreichte Erfolge. Dokumentieren Sie Ihre Fortschritte, beispielsweise in einem Ernährungstagebuch, um Ihre Motivation zu erhalten. Suchen Sie sich Unterstützung bei Familie, Freunden oder einem professionellen Coach. Der Weg zur Stoffwechseloptimierung ist eine individuelle Reise, die Zeit und Geduld erfordert. Bleiben Sie dran, glauben Sie an sich selbst und feiern Sie Ihre Erfolge – Sie werden sehen, dass sich Ihre Anstrengungen langfristig auszahlen und Sie Ihre Ziele erreichen können.

Kostenlose Zusatzangebote in Planung

Wir freuen uns, Ihnen künftig ergänzende kostenlose Materialien zu diesem Buch anbieten zu können:

- Ein exklusives Bonuskapitel mit zusätzlichen Inhalten
- Eine kompakte Zusammenfassung des gesamten Buches im PDF-Format
- Eine Hörspiel Version (In Planung)

Die Veröffentlichung dieser Materialien ist für 2025 geplant.
Besuchen Sie gerne schon heute unsere Website. Sobald unser Newsletter-Service startet (voraussichtlich 2025), können Sie sich dort für Updates registrieren und verpassen keine Neuigkeiten zu den kostenlosen Zusatzangeboten.

www.SaageBooks.com/de/
stoffwechselkur_ohne_hcg-bonus-8RJGOE

Liebe Leserinnen, liebe Leser,

Wir fühlen uns sehr geehrt, dass Sie sich die Zeit genommen haben, unser Buch von Anfang bis Ende zu lesen. Unser größter Wunsch ist es, Ihnen wertvolle Erkenntnisse und praktische Hilfestellungen mit auf den Weg zu geben. Ihr Vertrauen in unsere Arbeit bedeutet uns sehr viel. Wir hoffen, die Lektüre war für Sie bereichernd. Sollten Sie Fragen oder Anregungen haben, können Sie uns gerne über unsere Website kontaktieren.

Wenn Ihnen dieses Buch gefallen hat, würden wir uns sehr über eine ehrliche Rezension freuen. Sie können Ihre ehrliche Bewertung ganz einfach auf der Verkaufsplattform hinterlassen, über die Sie das Buch erworben haben.
Vielen Dank für Ihre Unterstützung!

Bendis Saage

Saage Media GmbH - Team

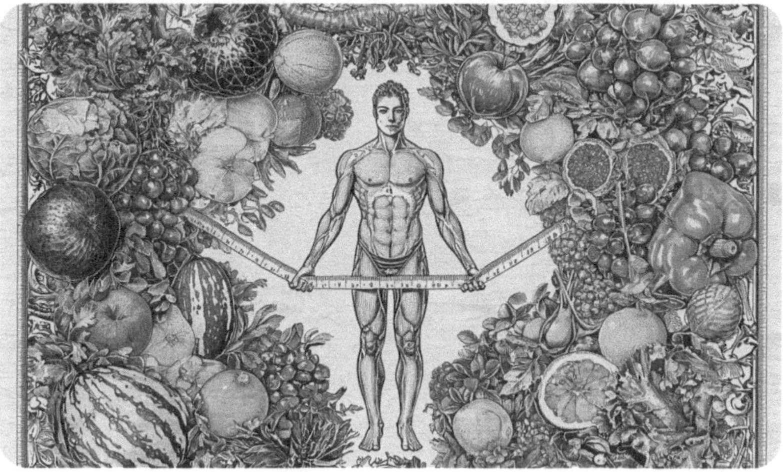

www.SaageBooks.com/de

Entdecken Sie mehr! Auf unserer Verlagswebsite erwartet Sie eine vielfältige Auswahl an weiteren Büchern. Neben kostenlosen Inhalten und exklusiven Bonusmaterialien finden Sie dort auch vertiefende Informationen zu unseren Werken. Stöbern Sie durch unser umfangreiches digitales Angebot und lassen Sie sich von zusätzlichen Leseerlebnissen inspirieren.

www.SaageBooks.com/de

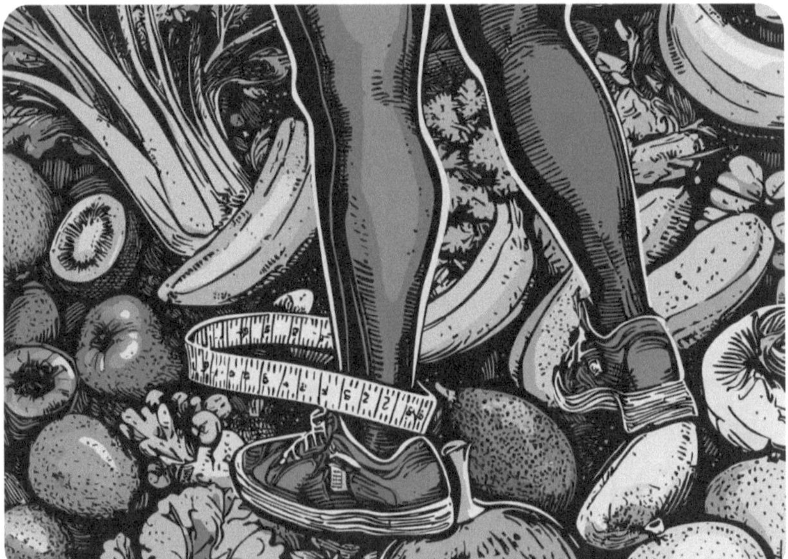

Quellen

Unser aufrichtiger Dank gilt allen Autoren der zitierten wissenschaftlichen und nicht-wissenschaftlichen Quellen, den Betreibern der referenzierten Internetseiten sowie den Urhebern der verwendeten Bilder, Grafiken und Studien, deren wertvolle Arbeiten zur Entstehung dieses Buches beigetragen haben.
Für weitere Informationen empfehlen wir Ihnen, die Quellen-Websites zu besuchen.
Sollten Sie Fehler bei der Zuordnung oder andere Unstimmigkeiten entdecken, kontaktieren Sie uns bitte.

Alle Quellen wurden zuletzt aufgerufen am: 2025-02-05

[s1] - https://pmc.ncbi.nlm.nih.gov/articles/PMC4324360/

Autor:	Takara L Stanley, Steven K Grinspoon	**Titel:**	Effects of Growth Hormone Releasing Hormone on Visceral Fat, Metabolic and Cardiovascular Indices in Human Studies
von:	Massachusetts General Hospital and Harvard Medical School	**DOI:**	10.1016/j.ghir.2014.12.005
Datum:	2014 Dec 20	**Webseite:**	PubMed Central (PMC)
Publisher:	Growth hormone & IGF research : official journal of the Growth Hormone Research Society and the International IGF Research Society		

[s2] - https://pmc.ncbi.nlm.nih.gov/articles/PMC9387720/

Autor:	Matti L Gild, Mark Stuart, Roderick J Clifton-Bligh, Audrey Kinahan, David J Handelsman	**Titel:**	Thyroid Hormone Abuse in Elite Sports: The Regulatory Challenge
DOI:	10.1210/clinem/dgac223	**Datum:**	2022 Apr 19
Webseite:	PubMed Central (PMC)	**Publisher:**	The Journal of Clinical Endocrinology and Metabolism

[s3] - https://pmc.ncbi.nlm.nih.gov/articles/PMC5783752/

Autor:	Stephen D Anton, Keelin Moehl, William T Donahoo, Krisztina Marosi, Stephanie Lee, Arch G Mainous, III, Christiaan Leeuwenburgh, Mark P Mattson	**Titel:**	Flipping the Metabolic Switch: Understanding and Applying Health Benefits of Fasting
von:	National Center for Biotechnology Information (NCBI)	**DOI:**	10.1002/oby.22065
Datum:	2017 Oct 31	**Webseite:**	PubMed Central (PMC)
Publisher:	Obesity (Silver Spring, Md.)		

[s4] - https://pmc.ncbi.nlm.nih.gov/articles/PMC9036397/

Autor:	Jasper Most, Leanne Maree Redman	**Titel:**	Impact of calorie restriction on energy metabolism in humans
von:	Pennington Biomedical Research Center, Nutrition and Movement Sciences, Maastricht University Medical Center	**DOI:**	10.1016/j.exger.2020.110875
Datum:	2020 Feb 11	**Webseite:**	PubMed Central (PMC)
Publisher:	Experimental gerontology		

[s5] - https://pmc.ncbi.nlm.nih.gov/articles/PMC4516560/

Autor:	Ruth E Patterson, Gail A Laughlin, Dorothy D Sears, Andrea Z LaCroix, Catherine Marinac, Linda C Gallo, Sheri J Hartman, Loki Natarajan, Carolyn M Senger, María Elena Martí nez, Adriana Villaseñor	**Titel:**	INTERMITTENT FASTING AND HUMAN METABOLIC HEALTH
von:	Moores UCSD Cancer Center, University of California, San Diego	**DOI:**	10.1016/j.jand.2015.02.018
Datum:	2015 Apr 6	**Webseite:**	PubMed Central (PMC)

[s6] - https://pmc.ncbi.nlm.nih.gov/articles/PMC7589116/

Autor:	Thomas M Barber, Stefan Kabisch, Andreas F H Pfeiffer, Martin O Weickert	**Titel:**	The Health Benefits of Dietary Fibre
DOI:	10.3390/nu12103209	**Datum:**	2020 Oct 21
Webseite:	PubMed Central (PMC)	**Publisher:**	Nutrients

[s7] - https://pmc.ncbi.nlm.nih.gov/articles/PMC5783752/

Autor:	Stephen D Anton, Keelin Moehl, William T Donahoo, Krisztina Marosi, Stephanie Lee, Arch G Mainous, III, Christiaan Leeuwenburgh, Mark P Mattson	**Titel:**	Flipping the Metabolic Switch: Understanding and Applying Health Benefits of Fasting
DOI:	10.1002/oby.22065	**Datum:**	2017 Oct 31
Webseite:	PubMed Central (PMC)		

[s8] - https://pmc.ncbi.nlm.nih.gov/articles/PMC8871334/

Autor:	Abdullah Alfaifi, Salem Bahashwan, Mohammed Alsaadi, Hafiz Malhan, Aqeel Aqeel, Waiel Al-Kahiry, Hussein Almehdar, Ishtiaq Qadri	**Titel:**	Metabolic Biomarkers in B-Cell Lymphomas for Early Diagnosis and Prediction, as Well as Their Influence on Prognosis and Treatment
von:	King AbdulAziz University; Fayfa General Hospital, Ministry of Health; Prince Mohammed Bin Nasser Hospital, Ministry of Health	**DOI:**	10.3390/diagnostics12020394
Datum:	2022 Feb 3	**Webseite:**	PubMed Central (PMC)
Publisher:	Diagnostics		

[s9] - https://pmc.ncbi.nlm.nih.gov/articles/PMC10200802/

Autor:	Shanze Chen, Abdullah FUH Saeed, Quan Liu, Qiong Jiang, Haizhao Xu, Gary Guishan Xiao, Lang Rao, Yanhong Duo	**Titel:**	Macrophages in immunoregulation and therapeutics
DOI:	10.1038/s41392-023-01452-1	**Datum:**	2023 May 22
Webseite:	PubMed Central (PMC)	**Publisher:**	Nature Publishing Group

[s10] - https://www.ncbi.nlm.nih.gov/books/NBK500006/

Autor:	Muhammad A. Shahid, Muhammad A. Ashraf, Sandeep Sharma	**Titel:**	Physiology, Thyroid Hormone
von:	StatPearls Publishing	**Datum:**	2023/06/05
Webseite:	NCBI Bookshelf	**Publisher:**	StatPearls Publishing

[s11] - https://pmc.ncbi.nlm.nih.gov/articles/PMC5783752/

Autor:	Stephen D Anton, Keelin Moehl, William T Donahoo, Krisztina Marosi, Stephanie Lee, Arch G Mainous, III, Christiaan Leeuwenburgh, Mark P Mattson	**Titel:**	Flipping the Metabolic Switch: Understanding and Applying Health Benefits of Fasting
von:	University of Florida; National Institute on Aging Intramural Research Program; Johns Hopkins University School of Medicine	**DOI:**	10.1002/oby.22065
Datum:	2017 Oct 31	**Webseite:**	PubMed Central (PMC)

[s12] - https://pmc.ncbi.nlm.nih.gov/articles/PMC8471656/

Autor:	Andreas Pinter, Peter Schwarz, Sascha Gerdes, Jan C Simon, Anja Saalbach, James Rush, Nima Melzer, Thomas Kramps, Benjamin Häberle, Maximilian Reinhardt	**Titel:**	Biologic Treatment in Combination with Lifestyle Intervention in Moderate to Severe Plaque Psoriasis and Concomitant Metabolic Syndrome: Rationale and Methodology of the METABOLyx Randomized Controlled Clinical Trial
DOI:	10.3390/nu13093015	**Datum:**	2021 Aug 29
Webseite:	PubMed Central (PMC)	**Publisher:**	Nutrients

[s13] - https://www.ncbi.nlm.nih.gov/books/NBK500006/

Autor:	Muhammad A. Shahid, Muhammad A. Ashraf, Sandeep Sharma	**Titel:**	Physiology, Thyroid Hormone
von:	StatPearls Publishing	**Datum:**	2023/06/05
Webseite:	NCBI Bookshelf	**Publisher:**	StatPearls Publishing

[s14] - https://pmc.ncbi.nlm.nih.gov/articles/PMC5783752/

Autor:	Stephen D Anton, Keelin Moehl, William T Donahoo, Krisztina Marosi, Stephanie Lee, Arch G Mainous, III, Christiaan Leeuwenburgh, Mark P Mattson	**Titel:**	Flipping the Metabolic Switch: Understanding and Applying Health Benefits of Fasting
von:	National Center for Biotechnology Information (NCBI)	**DOI:**	10.1002/oby.22065
Datum:	2017 Oct 31	**Webseite:**	PubMed Central (PMC)
Publisher:	Obesity (Silver Spring, Md.)		

[s15] - https://pmc.ncbi.nlm.nih.gov/articles/PMC9227827/

Autor:	Magda Correia, Francisco Santos, Rita da Silva Ferreira, Rita Ferreira, Bruno Bernardes de Jesus, Sandrina Nóbrega-Pereira	**Titel:**	Metabolic Determinants in Cardiomyocyte Function and Heart Regenerative Strategies
von:	University of Aveiro	**DOI:**	10.3390/metabo12060500
Datum:	2022 May 31	**Webseite:**	PubMed Central (PMC)

[s16] - https://pmc.ncbi.nlm.nih.gov/articles/PMC10434832/

Autor:	R Noah Perry, Diana Albarracin, Redouane Aherrahrou, Mete Civelek	**Titel:**	Network Preservation Analysis Reveals Dysregulated Metabolic Pathways in Human Vascular Smooth Muscle Cell Phenotypic Switching
von:	University of Virginia	**DOI:**	10.1161/CIRCGEN.122.003781
Datum:	2023 Jun 30	**Webseite:**	PMC
Publisher:	Circulation. Genomic and Precision Medicine		

[s17] - https://pmc.ncbi.nlm.nih.gov/articles/PMC5783752/

Autor:	Stephen D Anton, Keelin Moehl, William T Donahoo, Krisztina Marosi, Stephanie Lee, Arch G Mainous, III, Christiaan Leeuwenburgh, Mark P Mattson	**Titel:**	Flipping the Metabolic Switch: Understanding and Applying Health Benefits of Fasting
von:	University of Florida; National Institute on Aging Intramural Research Program; Johns Hopkins University School of Medicine	**DOI:**	10.1002/oby.22065
Datum:	2017 Oct 31	**Webseite:**	PubMed Central (PMC)

[s18] - https://pmc.ncbi.nlm.nih.gov/articles/PMC5751801/

Titel:	Abstracts from the 9th Biennial Scientific Meeting of the Asia Pacific Paediatric Endocrine Society (APPES) and the 50th Annual Meeting of the Japanese Society for Pediatric Endocrinology (JSPE): Tokyo, Japan. 17-20 November 2016	**von:**	National Center for Biotechnology Information (NCBI)
DOI:	10.1186/s13633-017-0054-x	**Datum:**	2017 Dec 28
Webseite:	PMC (PubMed Central)		

[s19] - https://pmc.ncbi.nlm.nih.gov/articles/PMC7682452/

Autor:	Ilse Reinders, Hanneke A H Wijnhoven, Satu K Jyväkorpi, Merja H Suominen, Riikka Niskanen, Judith E Bosmans, Ingeborg A Brouwer, Kristien S Fluitman, Michel C A Klein, Lothar D Kuijper, Laura M van der Lubbe, Margreet R Olthof, Kaisu H Pitkälä, Rachel Vijlbrief, Marjolein Visser	**Titel:**	Effectiveness and cost-effectiveness of personalised dietary advice aiming at increasing protein intake on physical functioning in community-dwelling older adults with lower habitual protein intake: rationale and design of the PROMISS randomised controlled trial
von:	Vrije Universiteit Amsterdam, University of Helsinki, Amsterdam UMC, Sahlgrenska Academy, University of Gothenburg, Department of Computer Science, University of Gothenburg	**DOI:**	10.1136/bmjopen-2020-040637
Datum:	2020 Nov 20	**Webseite:**	PubMed Central (PMC)
Publisher:	BMJ Open		

[s20] - https://pmc.ncbi.nlm.nih.gov/articles/PMC7455583/

Autor:	Mathilde Simonson, Yves Boirie, Christelle Guillet	**Titel:**	Protein, amino acids and obesity treatment
von:	UNH, Unité de Nutrition Humaine, CHU Clermont-Ferrand, Service de Nutrition Clinique, CRNH Auvergne, INRA, Université Clermont Auvergne, 63000 Clermont-Ferrand, France	**DOI:**	10.1007/s11154-020-09574-5
Datum:	2020 Aug 21	**Webseite:**	PubMed Central (PMC)
Publisher:	Reviews in Endocrine & Metabolic Disorders		

[s21] - https://pmc.ncbi.nlm.nih.gov/articles/PMC4377487/

Autor:	Tae Won Kim, Jong-Hyun Jeong, Seung-Chul Hong	**Titel:**	The Impact of Sleep and Circadian Disturbance on Hormones and Metabolism
von:	Department of Psychiatry, College of Medicine, The Catholic University of Korea	**DOI:**	10.1155/2015/591729
Datum:	2015 Mar 11	**Webseite:**	PubMed Central (PMC)
Publisher:	International Journal of Endocrinology		

[s22] - https://pmc.ncbi.nlm.nih.gov/articles/PMC5783752/

Autor:	Stephen D Anton, Keelin Moehl, William T Donahoo, Krisztina Marosi, Stephanie Lee, Arch G Mainous, III, Christiaan Leeuwenburgh, Mark P Mattson	**Titel:**	Flipping the Metabolic Switch: Understanding and Applying Health Benefits of Fasting
DOI:	10.1002/oby.22065	**Datum:**	2017 Oct 31
Webseite:	PubMed Central (PMC)	**Publisher:**	Obesity (Silver Spring, Md.)

[s23] - https://pmc.ncbi.nlm.nih.gov/articles/PMC9182756/

Autor:	Sofia Cienfuegos, Sarah Corapi, Kelsey Gabel, Mark Ezpeleta, Faiza Kalam, Shuhao Lin, Vasiliki Pavlou, Krista A Varady	**Titel:**	Effect of Intermittent Fasting on Reproductive Hormone Levels in Females and Males: A Review of Human Trials
von:	University of Illinois at Chicago	**DOI:**	10.3390/nu14112343
Datum:	2022 Jun 3	**Webseite:**	PMC
Publisher:	Nutrients		

[s24] - https://pmc.ncbi.nlm.nih.gov/articles/PMC5783752/

Autor:	Stephen D Anton, Keelin Moehl, William T Donahoo, Krisztina Marosi, Stephanie Lee, Arch G Mainous, III, Christiaan Leeuwenburgh, Mark P Mattson	**Titel:**	Flipping the Metabolic Switch: Understanding and Applying Health Benefits of Fasting
von:	University of Florida; National Institute on Aging Intramural Research Program; Johns Hopkins University School of Medicine	**DOI:**	10.1002/oby.22065
Datum:	2017 Oct 31	**Webseite:**	PubMed Central (PMC)

[s25] - https://pmc.ncbi.nlm.nih.gov/articles/PMC8128723/

Autor:	Sandro La Vignera, Rossella Cannarella, Fabio Galvano, Agata Grillo, Antonio Aversa, Laura Cimino, Cristina M Magagnini, Laura M Mongioì, Rosita A Condorelli, Aldo E Calogero	**Titel:**	The ketogenic diet corrects metabolic hypogonadism and preserves pancreatic ß-cell function in overweight/obese men: a single-arm uncontrolled study
von:	PubMed Central (PMC)	**DOI:**	10.1007/s12020-020-02518-8
Datum:	2020 Oct 15	**Webseite:**	pmc.ncbi.nlm.nih.gov
Publisher:	Endocrine		

[s26] - https://pmc.ncbi.nlm.nih.gov/articles/PMC10482777/

Autor:	Elisabetta Camajani, Alessandra Feraco, Ludovica Verde, Eleonora Moriconi, Marco Marchetti, Annamaria Colao, Massimiliano Caprio, Giovanna Muscogiuri, Luigi Barrea	**Titel:**	Ketogenic Diet as a Possible Non-pharmacological Therapy in Main Endocrine Diseases of the Female Reproductive System: A Practical Guide for Nutritionists
von:	PubMed Central (PMC)	**DOI:**	10.1007/s13679-023-00516-1
Datum:	2023 Jul 5	**Webseite:**	pmc.ncbi.nlm.nih.gov
Publisher:	Current Obesity Reports		

[s27] - https://www.ncbi.nlm.nih.gov/pmc/articles/PMC8915943/

Autor:	Jenny A Pape, Julianne H Grose	**Titel:**	The Effects of Diet and Sex in Amyotrophic Lateral Sclerosis
DOI:	10.1016/j.neurol.2019.09.008	**Datum:**	2020 Mar 5
Webseite:	PubMed Central (PMC)	**Publisher:**	Revue neurologique

[s28] - https://pmc.ncbi.nlm.nih.gov/articles/PMC5783752/

Autor:	Stephen D Anton, Keelin Moehl, William T Donahoo, Krisztina Marosi, Stephanie Lee, Arch G Mainous, III, Christiaan Leeuwenburgh, Mark P Mattson	**Titel:**	Flipping the Metabolic Switch: Understanding and Applying Health Benefits of Fasting
DOI:	10.1002/oby.22065	**Datum:**	2017 Oct 31
Webseite:	PubMed Central (PMC)		

[s29] - https://pmc.ncbi.nlm.nih.gov/articles/PMC11424527/

Autor:	Yumiko Tsushima, Noura Nachawi, Kevin M Pantalone, Marcio L Griebeler, Ula Abed Alwahab	**Titel:**	Ketogenic diet improves fertility in patients with polycystic ovary syndrome: a brief report
von:	Department of Medicine, Diabetes and Metabolic Care Center, University Hospitals Cleveland Medical Center, Case Western Reserve University School of Medicine, Cleveland, OH, United States; Department of Metabolism, Endocrinology and Diabetes, University of Michigan, Ann Arbor, MI, United States; Endocrinology and Metabolism Institute, Cleveland Clinic Foundation, Cleveland, OH, United States	**DOI:**	10.3389/fnut.2024.1395977
Datum:	2024 Sep 12	**Webseite:**	PubMed Central (PMC)
Publisher:	Frontiers in Nutrition		

[s30] - https://pmc.ncbi.nlm.nih.gov/articles/PMC11424527/

Autor:	Yumiko Tsushima, Noura Nachawi, Kevin M Pantalone, Marcio L Griebeler, Ula Abed Alwahab	**Titel:**	Ketogenic diet improves fertility in patients with polycystic ovary syndrome: a brief report
von:	University Hospitals Cleveland Medical Center, Case Western Reserve University School of Medicine; University of Michigan; Cleveland Clinic Foundation	**DOI:**	10.3389/fnut.2024.1395977
Datum:	2024 Sep 12	**Webseite:**	PubMed Central (PMC)
Publisher:	Frontiers in Nutrition		

[s31] - https://pmc.ncbi.nlm.nih.gov/articles/PMC8128723/

Autor:	Sandro La Vignera, Rossella Cannarella, Fabio Galvano, Agata Grillo, Antonio Aversa, Laura Cimino, Cristina M Magagnini, Laura M Mongioì, Rosita A Condorelli, Aldo E Calogero	**Titel:**	The ketogenic diet corrects metabolic hypogonadism and preserves pancreatic ß-cell function in overweight/obese men: a single-arm uncontrolled study
von:	University of Catania; University Magna Graecia of Catanzaro; Labogen (Specialized Human Genetics Laboratory)	**DOI:**	10.1007/s12020-020-02518-8
Datum:	2020 Oct 15	**Webseite:**	PubMed Central (PMC)
Publisher:	Endocrine		

[s32] - https://pmc.ncbi.nlm.nih.gov/articles/PMC10482777/

Autor:	Elisabetta Camajani, Alessandra Feraco, Ludovica Verde, Eleonora Moriconi, Marco Marchetti, Annamaria Colao, Massimiliano Caprio, Giovanna Muscogiuri, Luigi Barrea	**Titel:**	Ketogenic Diet as a Possible Non-pharmacological Therapy in Main Endocrine Diseases of the Female Reproductive System: A Practical Guide for Nutritionists
von:	PubMed Central (PMC)	**DOI:**	10.1007/s13679-023-00516-1
Datum:	2023 Jul 5	**Webseite:**	pmc.ncbi.nlm.nih.gov
Publisher:	Current Obesity Reports		

[s33] - https://pmc.ncbi.nlm.nih.gov/articles/PMC5573908/

Autor:	John Blundell, Graham Finlayson, Mads Axelsen, Anne Flint, Catherine Gibbons, Trine Kvist, Julie B Hjerpsted	**Titel:**	Effects of once-weekly semaglutide on appetite, energy intake, control of eating, food preference and body weight in subjects with obesity
von:	University of Leeds; Novo Nordisk	**DOI:**	10.1111/dom.12932
Datum:	2017 May 5	**Webseite:**	PMC (PubMed Central)
Publisher:	Diabetes, Obesity & Metabolism		

[s34] - https://pmc.ncbi.nlm.nih.gov/articles/PMC9003261/

Autor:	Natasha K Leeuwendaal, Catherine Stanton, Paul W O'Toole, Tom P Beresford	**Titel:**	Fermented Foods, Health and the Gut Microbiome
von:	Teagasc Food Research Centre, APC Microbiome Ireland, University College Cork, School of Microbiology, University College Cork	**DOI:**	10.3390/nu14071527
Datum:	2022 Apr 6	**Webseite:**	PubMed Central (PMC)

[s35] - https://pmc.ncbi.nlm.nih.gov/articles/PMC5426415/

Autor:	Waqas Sami, Tahir Ansari, Nadeem Shafique Butt, Mohd Rashid Ab Hamid	**Titel:**	Effect of diet on type 2 diabetes mellitus: A review
von:	Faculty of Industrial Management, Universiti Malaysia Pahang; Department of Public Health & Community Medicine, College of Medicine, Majmaah University; Department of Family Medicine, College of Medicine, Majmaah University; Department of Family and Community Medicine, Faculty of Medicine in Rabigh, King Abdulaziz University	**Datum:**	2017 Apr-Jun
Webseite:	PubMed Central (PMC)	**Publisher:**	International Journal of Health Sciences

[s36] - https://pmc.ncbi.nlm.nih.gov/articles/PMC6362887/

Autor:	Elias E MAZOKOPAKIS, George SAMONIS	**Titel:**	Why is Meat Excluded from the Orthodox Christian Diet during Fasting? A Religious and Medical Approach
von:	National Center for Biotechnology Information (NCBI)	**DOI:**	10.26574/maedica.2018.13.4.282
Datum:	2018 Dec	**Webseite:**	PubMed Central (PMC)

[s37] - https://pmc.ncbi.nlm.nih.gov/articles/PMC6438434/

Autor:	Adrian L Lopresti, Peter D Drummond, Stephen J Smith	**Titel:**	A Randomized, Double-Blind, Placebo-Controlled, Crossover Study Examining the Hormonal and Vitality Effects of Ashwagandha (Withania somnifera) in Aging, Overweight Males
von:	National Library of Medicine (NLM), National Institutes of Health (NIH)	**DOI:**	10.1177/1557988319835985
Datum:	2019 Mar 10	**Webseite:**	PubMed Central (PMC)
Publisher:	American Journal of Men's Health		

[s38] - https://pmc.ncbi.nlm.nih.gov/articles/PMC7043068/

Autor:	Natalia Cano Sokoloff, Madhusmita Misra, Kathryn E Ackerman	**Titel:**	Exercise, Training, and the Hypothalamic-Pituitary-Gonadal Axis in Men and Women
von:	Neuroendocrine Unit, Massachusetts General Hospital and Harvard Medical School, Boston, Mass., USA; Pediatric Endocrine Unit, Massachusetts General Hospital for Children and Harvard Medical School, Boston, Mass., USA; Division of Sports Medicine, Boston Children's Hospital, Boston, Mass., USA	**DOI:**	10.1159/000445154
Datum:	2016 Jun 27	**Webseite:**	PubMed Central (PMC)
Publisher:	Frontiers of hormone research		

[s39] - https://pmc.ncbi.nlm.nih.gov/articles/PMC10817090/

Autor:	Wesam A Debes, Munseef Sadaqa, Zsanett Németh, Ahmad Aldardour, Viktória Prémusz, Márta Hock	**Titel:**	Effect of Resistance Exercise on Body Composition and Functional Capacity in Older Women with Sarcopenic Obesity—A Systematic Review with Narrative Synthesis
DOI:	10.3390/jcm13020441	**Datum:**	2024 Jan 13
Webseite:	PubMed Central (PMC)	**Publisher:**	Journal of Clinical Medicine

[s40] - https://pmc.ncbi.nlm.nih.gov/articles/PMC8304791/

Autor:	Ellen Niederberger, Michael J Parnham	**Titel:**	The Impact of Diet and Exercise on Drug Responses
DOI:	10.3390/ijms22147692	**Datum:**	2021 Jul 19
Webseite:	PubMed Central (PMC)	**Publisher:**	International Journal of Molecular Sciences

[s41] - https://pmc.ncbi.nlm.nih.gov/articles/PMC8882200/

Autor:	Song Ah Chae, Jun Seok Son, Min Du	**Titel:**	Prenatal exercise in fetal development: a placental perspective
von:	Nutrigenomics and Growth Biology Laboratory, Department of Animal Sciences, Washington State University; Laboratory of Perinatal Kinesioepigenetics, Department of Obstetrics, Gynecology & Reproductive Sciences, University of Maryland School of Medicine	**DOI:**	10.1111/febs.16173
Datum:	2021 Sep 12	**Webseite:**	PubMed Central (PMC)
Publisher:	The FEBS journal		

[s42] - https://pmc.ncbi.nlm.nih.gov/articles/PMC7768961/

Autor:	Wolfgang Kemmler, Matthias Kohl, Simon von Stengel, Daniel Schoene	**Titel:**	Effect of high-intensity resistance exercise on cardiometabolic health in older men with osteosarcopenia: the randomised controlled Franconian Osteopenia and Sarcopenia Trial (FrOST)
von:	Institute of Medical Physics, Friedrich-Alexander-University Erlangen-Nürnberg, Erlangen, Germany; Faculty Medical and Life Sciences, Furtwangen University of Applied Sciences, Furtwangen, Germany	**DOI:**	10.1136/bmjsem-2020-000846
Datum:	2020 Dec 24	**Webseite:**	PubMed Central (PMC)
Publisher:	BMJ Open Sport — Exercise Medicine		

[s43] - https://pmc.ncbi.nlm.nih.gov/articles/PMC8360032/

Autor:	Jamie L Benham, Jane E Booth, Bernard Corenblum, Steve Doucette, Christine M Friedenreich, Doreen M Rabi, Ronald J Sigal	**Titel:**	Exercise training and reproductive outcomes in women with polycystic ovary syndrome: A pilot randomized controlled trial
DOI:	10.1111/cen.14452	**Datum:**	2021 May 3
Webseite:	PubMed Central (PMC)	**Publisher:**	Clinical Endocrinology

[s44] - https://pmc.ncbi.nlm.nih.gov/articles/PMC7768961/

Autor:	Wolfgang Kemmler, Matthias Kohl, Simon von Stengel, Daniel Schoene	**Titel:**	Effect of high-intensity resistance exercise on cardiometabolic health in older men with osteosarcopenia: the randomised controlled Franconian Osteopenia and Sarcopenia Trial (FrOST)
von:	Institute of Medical Physics, Friedrich-Alexander-University Erlangen-Nürnberg, Erlangen, Germany; Faculty Medical and Life Sciences, Furtwangen University of Applied Sciences, Furtwangen, Germany	**DOI:**	10.1136/bmjsem-2020-000846
Datum:	2020 Dec 24	**Webseite:**	PubMed Central (PMC)
Publisher:	BMJ Open Sport — Exercise Medicine		

[s45] - https://pmc.ncbi.nlm.nih.gov/articles/PMC9932703/

Autor:	Petra Jurić, Dean A Dudley, Peter Petocz	**Titel:**	Does incorporating high intensity interval training in physical education classes improve fitness outcomes of students? A cluster randomized controlled trial
DOI:	10.1016/j.pmedr.2023.102127	**Datum:**	2023 Feb 4
Webseite:	PubMed Central (PMC)	**Publisher:**	Preventive Medicine Reports

[s46] - https://pmc.ncbi.nlm.nih.gov/articles/PMC9679409/

Autor:	Dominik Gaser, Christiane Peters, Renate Oberhoffer-Fritz, Miriam Götte, Tobias Feuchtinger, Irene Schmid, Bernhard Haller, Irene von Luettichau, Sabine Kesting	**Titel:**	Effects of strength exercise interventions on activities of daily living, motor performance, and physical activity in children and adolescents with leukemia or non-Hodgkin lymphoma: Results from the randomized controlled ActiveADL Study
DOI:	10.3389/fped.2022.982996	**Datum:**	2022 Nov 8
Webseite:	PubMed Central (PMC)	**Publisher:**	Frontiers in Pediatrics

[s47] - https://pmc.ncbi.nlm.nih.gov/articles/PMC8939846/

Autor:	Rahizan Zainuldin, Martin G Mackey, Jennifer A Alison	**Titel:**	Optimal intensity and type of leg exercise training for people with chronic obstructive pulmonary disease
von:	The University of Sydney	**DOI:**	10.1002/14651858.CD008008.pub2
Datum:	2011 Nov 9	**Webseite:**	PubMed Central (PMC)
Publisher:	The Cochrane Database of Systematic Reviews		

[s48] - https://pmc.ncbi.nlm.nih.gov/articles/PMC6378489/

Autor:	Katherine R Arlinghaus, Craig A Johnston	**Titel:**	The Importance of Creating Habits and Routine
von:	University of Houston	**DOI:**	10.1177/1559827618818044
Datum:	2018 Dec 29	**Webseite:**	PubMed Central (PMC)
Publisher:	American Journal of Lifestyle Medicine		

[s49] - https://www.niddk.nih.gov/health-information/diet-nutrition/changing-habits-better-health

Titel:	Changing Your Habits for Better Health - NIDDK	**von:**	National Institute of Diabetes and Digestive and Kidney Diseases (NIDDK)
Datum:	2024-12-30	**Webseite:**	NIDDK
Publisher:	NIDDK - National Institute of Diabetes and Digestive and Kidney Diseases		

[s50] - https://www.nia.nih.gov/health/exercise-and-physical-activity/four-types-exercise-can-improve-your-health-and-physical

Titel:	Four Types of Exercise Can Improve Your Health and Physical Ability	**von:**	National Institute on Aging (NIA)
Webseite:	National Institute on Aging		

[s51] - https://pmc.ncbi.nlm.nih.gov/articles/PMC3894304/

Autor:	Matthew A Stults-Kolehmainen, Rajita Sinha	**Titel:**	The Effects of Stress on Physical Activity and Exercise
DOI:	10.1007/s40279-013-0090-5	**Datum:**	2014 Jan
Webseite:	PubMed Central (PMC)	**Publisher:**	Sports medicine (Auckland, N.Z.)

[s52] - https://www.ncbi.nlm.nih.gov/books/NBK279393/

Titel:	In brief: How does the liver work?	**von:**	Institute for Quality and Efficiency in Health Care (IQWiG)
Datum:	2023/02/28	**Webseite:**	NCBI Bookshelf
Publisher:	Institute for Quality and Efficiency in Health Care (IQWiG)		

[s53] - https://pubmed.ncbi.nlm.nih.gov/10895516/

Autor:	MacIntosh A, Ball K	**Titel:**	The effects of a short program of detoxification in disease-free individuals
Datum:	2000 Jul	**Webseite:**	PubMed
Publisher:	Altern Ther Health Med		

[s54] - https://pmc.ncbi.nlm.nih.gov/articles/PMC9830300/

Autor:	Bilal Niazi, Kareem Ahmed, Mohamed Ahmed, Saad Ali, Kunchang Song, Sameh Elias	**Titel:**	Drug-Induced Liver Injury from Herbal Liver Detoxification Tea
von:	HMH-Palisades Medical Center; University of Washington	**DOI:**	10.1159/000526311
Datum:	2022 Nov 8	**Webseite:**	PubMed Central (PMC)
Publisher:	Case Reports in Gastroenterology		

[s55] - https://pmc.ncbi.nlm.nih.gov/articles/PMC8424975/

Autor:	Rose Anne M Abe, Anum Masroor, Arseni Khorochkov, Jose Prieto, Karan B Singh, Maduka C Nnadozie, Muhammad Abdal, Niki Shrestha, Lubna Mohammed	**Titel:**	The Role of Vitamins in Non-Alcoholic Fatty Liver Disease: A Systematic Review
von:	California Institute of Behavioral Neurosciences & Psychology; Khyber Medical College	**DOI:**	10.7759/cureus.16855
Datum:	2021 Aug 3	**Webseite:**	PMC (PubMed Central)
Publisher:	Cureus		

[s56] - https://pmc.ncbi.nlm.nih.gov/articles/PMC8788984/

Autor:	Roshanak Khazaei, Alireza Seidavi, Mehrdad Bouyeh	**Titel:**	A review on the mechanisms of the effect of silymarin in milk thistle (Silybum marianum) on some laboratory animals
DOI:	10.1002/vms3.641	**Datum:**	2021 Oct 2
Webseite:	PMC (PubMed Central)		

[s57] - https://pmc.ncbi.nlm.nih.gov/articles/PMC5783752/

Autor:	Stephen D Anton, Keelin Moehl, William T Donahoo, Krisztina Marosi, Stephanie Lee, Arch G Mainous, III, Christiaan Leeuwenburgh, Mark P Mattson	**Titel:**	Flipping the Metabolic Switch: Understanding and Applying Health Benefits of Fasting
DOI:	10.1002/oby.22065	**Datum:**	2017 Oct 31
Webseite:	PubMed Central (PMC)		

[s58] - https://pmc.ncbi.nlm.nih.gov/articles/PMC8788984/

Autor:	Roshanak Khazaei, Alireza Seidavi, Mehrdad Bouyeh	**Titel:**	A review on the mechanisms of the effect of silymarin in milk thistle (Silybum marianum) on some laboratory animals
von:	Islamic Azad University, Rasht, Iran	**DOI:**	10.1002/vms3.641
Datum:	2021 Oct 2	**Webseite:**	PubMed Central (PMC)
Publisher:	Veterinary Medicine and Science		

[s59] - https://pmc.ncbi.nlm.nih.gov/articles/PMC4377487/

Autor:	Tae Won Kim, Jong-Hyun Jeong, Seung-Chul Hong	**Titel:**	The Impact of Sleep and Circadian Disturbance on Hormones and Metabolism
DOI:	10.1155/2015/591729	**Datum:**	2015 Mar 11
Webseite:	PubMed Central (PMC)	**Publisher:**	International Journal of Endocrinology

[s60] - https://pmc.ncbi.nlm.nih.gov/articles/PMC5998335/

Autor:	Melanie Schorr, Karen K Miller	**Titel:**	The endocrine manifestations of anorexia nervosa: mechanisms and management
von:	PubMed Central (PMC)	**DOI:**	10.1038/nrendo.2016.175
Datum:	2016 Nov 4	**Webseite:**	PMC
Publisher:	Nature reviews. Endocrinology		

[s61] - https://pmc.ncbi.nlm.nih.gov/articles/PMC8987680/

Autor:	Young Sil Eom, Jessica R Wilson, Victor J Bernet	**Titel:**	Links between Thyroid Disorders and Glucose Homeostasis
DOI:	10.4093/dmj.2022.0013	**Datum:**	2022 Mar 24
Webseite:	PubMed Central (PMC)	**Publisher:**	Diabetes & Metabolism Journal

[s62] - https://pmc.ncbi.nlm.nih.gov/articles/PMC10907906/

Autor:	Jalormy S Joshi, Amardeep Shanoo, Nainita Patel, Aishwarya Gupta	**Titel:**	From Conception to Delivery: A Comprehensive Review of Thyroid Disorders and Their Far-Reaching Impact on Feto-Maternal Health
von:	Jawaharlal Nehru Medical College, Datta Meghe Institute of Higher Education and Research, Wardha, IND	**DOI:**	10.7759/cureus.53362
Datum:	2024 Feb 1	**Webseite:**	PubMed Central (PMC)
Publisher:	Cureus		

[s63] - https://www.ncbi.nlm.nih.gov/books/NBK459248/

Autor:	Supreeya Swarup, Intisar Ahmed, Yulia Grigorova, Roman Zeltser	**Titel:**	Metabolic Syndrome
von:	StatPearls Publishing	**Datum:**	2024/03/07
Webseite:	NCBI Bookshelf	**Publisher:**	StatPearls Publishing

[s64] - https://pmc.ncbi.nlm.nih.gov/articles/PMC10603303/

Autor:	Kexin Zhang, Yujie Ma, Youhong Luo, Yixin Song, Guoji Xiong, Yanhui Ma, Xiaodong Sun, Chengxia Kan	**Titel:**	Metabolic diseases and healthy aging: identifying environmental and behavioral risk factors and promoting public health
von:	Affiliated Hospital of Weifang Medical University; School of Clinical Medicine, Weifang Medical University; Department of Pathophysiology, School of Basic Medical Sciences, Weifang Medical University; Department of Pathology, Affiliated Hospital of Weifang Medical University	**DOI:**	10.3389/fpubh.2023.1253506
Datum:	2023 Oct 13	**Webseite:**	PubMed Central (PMC)
Publisher:	Frontiers in Public Health		

[s65] - https://www.ncbi.nlm.nih.gov/books/NBK572145/

Autor:	Aisha Farhana, Anis Rehman	**Titel:**	Metabolic Consequences of Weight Reduction
von:	StatPearls Publishing	**Datum:**	2023/07/10
Webseite:	NCBI Bookshelf	**Publisher:**	StatPearls Publishing

[s66] - https://pmc.ncbi.nlm.nih.gov/articles/PMC9036397/

Autor:	Jasper Most, Leanne Maree Redman	**Titel:**	Impact of calorie restriction on energy metabolism in humans
von:	PubMed Central (PMC)	**DOI:**	10.1016/j.exger.2020.110875
Datum:	2020 Feb 11	**Webseite:**	pmc.ncbi.nlm.nih.gov
Publisher:	Experimental gerontology		

[s67] - https://pmc.ncbi.nlm.nih.gov/articles/PMC8839325/

Autor:	Izzah Vasim, Chaudry N Majeed, Mark D DeBoer	**Titel:**	Intermittent Fasting and Metabolic Health
von:	Wake Forest University School of Medicine; University of Virginia School of Medicine	**DOI:**	10.3390/nu14030631
Datum:	2022 Jan 31	**Webseite:**	PubMed Central (PMC)
Publisher:	Nutrients		

[s68] - https://pmc.ncbi.nlm.nih.gov/articles/PMC11519798/

Autor:	Xudong Wang, Liping Wang, Qingyi Hao, Meng Cai, Xueting Wang, Wenlin An	**Titel:**	Harnessing glucose metabolism with nanomedicine for cancer treatment
von:	National Center for Biotechnology Information (NCBI)	**DOI:**	10.7150/thno.100036
Datum:	2024 Oct 17	**Webseite:**	PubMed Central (PMC)
Publisher:	Theranostics		

[s69] - https://pubmed.ncbi.nlm.nih.gov/15331386/

Autor:	MacLean PS, Higgins JA, Johnson GC, Fleming-Elder BK, Donahoo WT, Melanson EL, Hill JO	**Titel:**	Enhanced metabolic efficiency contributes to weight regain after weight loss in obesity-prone rats
DOI:	10.1152/ajpregu.00463.2004	**Datum:**	2004 Dec
Webseite:	PubMed	**Publisher:**	Am J Physiol Regul Integr Comp Physiol

[s70] - https://pubmed.ncbi.nlm.nih.gov/29870678/

Autor:	Fernández-Verdejo R, Bajpeyi S, Ravussin E, Galgani JE.	**Titel:**	Metabolic flexibility to lipid availability during exercise is enhanced in individuals with high insulin sensitivity
von:	PubMed	**DOI:**	10.1152/ajpendo.00126.2018
Datum:	10/01/2018	**Webseite:**	PubMed
Publisher:	Am J Physiol Endocrinol Metab		

[s71] - https://pubmed.ncbi.nlm.nih.gov/3902769/

Autor:	LeBlanc J;Jobin M;Côté J;Samson P; Labrie A	**Titel:**	Enhanced metabolic response to caffeine in exercise-trained human subjects
von:	National Center for Biotechnology Information (NCBI)	**DOI:**	10.1152/jappl.1985.59.3.832
Datum:	1985 Sep	**Webseite:**	PubMed
Publisher:	J Appl Physiol (1985)		

[s72] - https://pubmed.ncbi.nlm.nih.gov/34911556/

Autor:	O'Brien KA;McNally BD;Sowton AP; Murgia A;Armitage J;Thomas LW; Krause FN;Maddalena LA;Francis I; Kavanagh S;Williams DP;Ashcroft M;Griffin JL;Lyon JJ;Murray AJ	**Titel:**	Enhanced hepatic respiratory capacity and altered lipid metabolism support metabolic homeostasis during short-term hypoxic stress
DOI:	10.1186/s12915-021-01192-0	**Datum:**	12/15/2021
Webseite:	PubMed	**Publisher:**	BMC Biol

[s73] - https://pmc.ncbi.nlm.nih.gov/articles/PMC5783752/

Autor:	Stephen D Anton, Keelin Moehl, William T Donahoo, Krisztina Marosi, Stephanie Lee, Arch G Mainous, III, Christiaan Leeuwenburgh, Mark P Mattson	**Titel:**	Flipping the Metabolic Switch: Understanding and Applying Health Benefits of Fasting
DOI:	10.1002/oby.22065	**Datum:**	2017 Oct 31
Webseite:	PubMed Central (PMC)	**Publisher:**	Obesity (Silver Spring, Md.)

[s74] - https://pmc.ncbi.nlm.nih.gov/articles/PMC5399492/
Autor: Richard S Legro, Silva A Arslanian, David A Ehrmann, Kathleen M Hoeger, M Hassan Murad, Renato Pasquali, Corrine K Welt
Titel: Diagnosis and Treatment of Polycystic Ovary Syndrome: An Endocrine Society Clinical Practice Guideline
DOI: 10.1210/jc.2013-2350
Datum: 2013 Nov 20
Webseite: PubMed Central (PMC)
Publisher: The Journal of Clinical Endocrinology and Metabolism

---

[s75] - https://pmc.ncbi.nlm.nih.gov/articles/PMC6438659/
Autor: Siew S Lim, Samantha K Hutchison, Emer Van Ryswyk, Robert J Norman, Helena J Teede, Lisa J Moran
Titel: Lifestyle changes in women with polycystic ovary syndrome
von: National Center for Biotechnology Information (NCBI)
DOI: 10.1002/14651858.CD007506.pub4
Datum: 2019 Mar 28
Webseite: PubMed Central (PMC)
Publisher: The Cochrane Database of Systematic Reviews

[s76] - https://www.niddk.nih.gov/health-information/digestive-diseases/gallstones/dieting
Titel: Dieting & Gallstones - NIDDK
von: NIDDK - National Institute of Diabetes and Digestive and Kidney Diseases
Datum: 2024-12-13 16:11:32 -05:00
Webseite: National Institute of Diabetes and Digestive and Kidney Diseases
Publisher: NIDDK

[s77] - https://pmc.ncbi.nlm.nih.gov/articles/PMC9805983/
Autor: Shinjini Bhattacharya, Rohini Bhadra, Annemie MWJ Schols, Ardy van Helvoort, Sucharita Sambashivaiah
Titel: Nutrition in the prevention and management of sarcopenia - A special focus on Asian Indians
von: PubMed Central (PMC)
DOI: 10.1016/j.afos.2022.12.002
Datum: 2022 Dec 13
Webseite: PubMed Central (PMC)
Publisher: Osteoporosis and Sarcopenia

[s78] - https://pmc.ncbi.nlm.nih.gov/articles/PMC5783752/
Autor: Stephen D Anton, Keelin Moehl, William T Donahoo, Krisztina Marosi, Stephanie Lee, Arch G Mainous, III, Christiaan Leeuwenburgh, Mark P Mattson
Titel: Flipping the Metabolic Switch: Understanding and Applying Health Benefits of Fasting
von: University of Florida; National Institute on Aging Intramural Research Program; Johns Hopkins University School of Medicine
DOI: 10.1002/oby.22065
Datum: 2017 Oct 31
Webseite: PubMed Central (PMC)

[s79] - https://pmc.ncbi.nlm.nih.gov/articles/PMC4377487/
Autor: Tae Won Kim, Jong-Hyun Jeong, Seung-Chul Hong
Titel: The Impact of Sleep and Circadian Disturbance on Hormones and Metabolism
von: The Catholic University of Korea
DOI: 10.1155/2015/591729
Datum: 2015 Mar 11
Webseite: PubMed Central (PMC)
Publisher: International Journal of Endocrinology

[s80] - https://pmc.ncbi.nlm.nih.gov/articles/PMC8408071/

Autor:	Marianna Pellegrini, Sara Carletto, Elena Scumaci, Valentina Ponzo, Luca Ostacoli, Simona Bo	**Titel:**	The Use of Self-Help Strategies in Obesity Treatment. A Narrative Review Focused on Hypnosis and Mindfulness
von:	University of Torino	**DOI:**	10.1007/s13679-021-00443-z
Datum:	2021 May 29	**Webseite:**	PubMed Central (PMC)
Publisher:	Current Obesity Reports		

[s81] - https://dx.doi.org/10.1186/s13048-022-01091-0

Autor:	Zhao, Han, Zhang, Jiaqi, Cheng, Xiangyi, Nie, Xiaozhao, He, Bing	**Titel:**	Insulin resistance in polycystic ovary syndrome across various tissues: an updated review of pathogenesis, evaluation, and treatment
von:	BioMed Central	**DOI:**	10.1186/s13048-022-01091-0
Datum:	2023-01-11	**Webseite:**	Journal of Ovarian Research
Publisher:	BioMed Central		

[s82] - https://pmc.ncbi.nlm.nih.gov/articles/PMC3894304/

Autor:	Matthew A Stults-Kolehmainen, Rajita Sinha	**Titel:**	The Effects of Stress on Physical Activity and Exercise
von:	Yale University School of Medicine	**DOI:**	10.1007/s40279-013-0090-5
Datum:	2014 Jan	**Webseite:**	PubMed Central (PMC)

[s83] - https://pmc.ncbi.nlm.nih.gov/articles/PMC6438659/

Autor:	Siew S Lim, Samantha K Hutchison, Emer Van Ryswyk, Robert J Norman, Helena J Teede, Lisa J Moran	**Titel:**	Lifestyle changes in women with polycystic ovary syndrome
von:	National Center for Biotechnology Information (NCBI)	**DOI:**	10.1002/14651858.CD007506.pub4
Datum:	2019 Mar 28	**Webseite:**	PubMed Central (PMC)
Publisher:	The Cochrane Database of Systematic Reviews		

[s84] - https://pmc.ncbi.nlm.nih.gov/articles/PMC5783752/

Autor:	Stephen D Anton, Keelin Moehl, William T Donahoo, Krisztina Marosi, Stephanie Lee, Arch G Mainous, III, Christiaan Leeuwenburgh, Mark P Mattson	**Titel:**	Flipping the Metabolic Switch: Understanding and Applying Health Benefits of Fasting
DOI:	10.1002/oby.22065	**Datum:**	2017 Oct 31
Webseite:	PubMed Central (PMC)		

Bild-Quellen

Die nicht aufgelisteten Bilder stammen entweder aus eigener Erstellung oder wurden mit entsprechender Lizenz erworben. Für diese Bilder sind alle Rechte vorbehalten.

Für alle anderen, hier aufgelisteten Bilder gilt:
Keines der Bilder wurde verändert, lediglich die Auflösung wurde angepasst. In der eBook-Version wurden die Bilder zu nummerierten Collagen zusammengestellt. Alle Bilder unterliegen weiterhin ihrer ursprünglichen Lizenz und werden gemäß ihrer jeweiligen Lizenzbestimmungen verwendet. Sollten Sie Fehler bei der Zuordnung oder andere Unstimmigkeiten entdecken, kontaktieren Sie uns bitte.

Datum der finalen Bildprüfung: 2025-02-05.

Verwendete Lizenz

CC0 http://creativecommons.org/publicdomain/zero/1.0/deed.en

Bildnachweise

[i1] - 001_001_001_image_keton.jpeg
https://upload.wikimedia.org/wikipedia/commons/c/cb/Ketone_bodies.png

Date:	2007-10-02	**von:**	Edgar181
License:	Public domain		

[i2] - 001_001_001_image_viszerales_fett.jpeg
https://upload.wikimedia.org/wikipedia/commons/8/82/Connective_Tissue_Adipose_%2841066513194%29_%28cropped%29.jpg

Date:	2018-03-26	**von:**	Jmarchn
Künstler:	Berkshire Community College Bioscience Image Library	**License:**	CC0

[i3] - 001_001_002_image_kurzkettige_fettsaeuren.jpeg
https://upload.wikimedia.org/wikipedia/commons/3/32/Valeric-acid-3D-balls-B.png

Date:	2010-08-01	**von:**	Jynto
License:	Public domain		

[i4] - 001_001_002_image_ballaststoffe.jpeg
https://upload.wikimedia.org/wikipedia/commons/3/3d/Fruit%2C_Vegetables_and_Grain_NCI_Visuals_Online.jpg

Date:	1989	**von:**	Lobo
Künstler:	Unknown authorUnknown author	**License:**	Public domain

[i5] - 001_001_003_image_insulin.jpeg
https://upload.wikimedia.org/wikipedia/commons/5/57/Human-insulin-hexamer-3D-ribbons.png
Date: 2007-04-22 **von:** Benjah-bmm27
License: Public domain

[i6] - 001_002_001_image_entzuendung.jpeg
https://upload.wikimedia.org/wikipedia/commons/1/1d/Wintertenen.jpg
Date: 2019-08-11 **von:** Jmarchn
Künstler: Sapp **License:** Public domain

[i7] - 001_002_001_image_makrophage.jpeg
https://upload.wikimedia.org/wikipedia/commons/7/74/Hemophagocytosis_1.jpg
Date: 2009-06-06 **von:** Koenjo~commonswiki
Künstler: Koenjo **License:** Public domain

[i8] - 001_002_002_image_schilddruese.jpeg
https://upload.wikimedia.org/wikipedia/commons/e/e1/Capsule_of_the_Human_Thyroid_Gland_%2832534056467%29.jpg
Date: 2019-03-26 **von:** Meisam
Künstler: Berkshire Community College Bioscience Image Library **License:** CC0

[i9] - 001_003_001_image_entspannungstechniken.jpeg
https://upload.wikimedia.org/wikipedia/commons/8/86/750x500px_photo_10.jpg
Date: 2022-09-23 **von:** Resimi
Künstler: Unknown authorUnknown author **License:** CC0

[i10] - 001_003_002_image_brokkoli.jpeg
https://upload.wikimedia.org/wikipedia/commons/4/4f/Broccoli_Black_rot_%2816096923517%29.jpg
Date: 2015-01-14 **von:** Awkwafaba
Künstler: Scot Nelson **License:** CC0

[i11] - 001_003_002_image_haehnchenbrustfilet.jpeg
https://upload.wikimedia.org/wikipedia/commons/e/ea/Cafe_Caramel_Chicken_breast_and_French_Fries.jpg
Date: 2019-08-26 **von:** Theipu
Künstler: Yotam Nachum **License:** CC0

[i12] - 001_003_002_image_olivenoel.jpeg
https://upload.wikimedia.org/wikipedia/commons/9/9e/Olive_Oil_%28Unsplash%29.jpg
Date: 2016-09-27 **von:** Fæ
Künstler: robertina **License:** CC0

[i13] - 001_003_002_image_fahrrad.jpeg
https://upload.wikimedia.org/wikipedia/commons/f/f8/Voies_cyclables_sur_la_rue.jpg
Date: 2019 **von:** Miguel Angel Omaña Rojas
License: CC0

[i14] - 001_003_002_image_schwimmen.jpeg
https://upload.wikimedia.org/wikipedia/commons/e/e3/Father_with_Babygirl_in_a_swimming_pool_-_cropped.jpg
Date: 2007-11-19 **von:** Sciencia58
Künstler: U.S. Navy photo by Mass Communication Specialist 3rd Class Angela Grube **License:** Public domain

---

[i15] - 001_003_003_image_krafttraining.jpeg
https://upload.wikimedia.org/wikipedia/commons/5/5f/Football_strength_image.jpg
Date: 2012-01-02 **von:** Kam012069
License: CC0

[i16] - 002_001_001_image_protein.jpeg
https://upload.wikimedia.org/wikipedia/commons/1/10/PBB_Protein_SEMA3A_image.jpg

Date:	2007-12-18	**von:**	ProteinBoxBot
License:	Public domain		

[i17] - 002_002_002_image_glycerin.jpeg
https://upload.wikimedia.org/wikipedia/commons/c/c7/Glycerol-3D-balls.png

Date:	2007-05-05	**von:**	Benjah-bmm27
License:	Public domain		

[i18] - 002_002_003_image_muskelmasse.jpeg
https://upload.wikimedia.org/wikipedia/commons/f/f6/Muscle_Tissue_Capilary_in_Skeletal_Muscle_%2828089112678%29.jpg

Date:	2018-04-05	**von:**	Meisam
Künstler:	Berkshire Community College Bioscience Image Library	**License:**	CC0

[i19] - 002_002_003_image_tofu.jpeg
https://upload.wikimedia.org/wikipedia/commons/0/0d/Udon_Tofu.jpg

Date:	2024-03-02	**von:**	Mantelmoewe
License:	CC0		

[i20] - 002_003_001_image_beeren.jpeg
https://upload.wikimedia.org/wikipedia/commons/4/45/Alaska_wild_berries.jpg

Date:	2005-12-11	**von:**	Neutrality
Künstler:	U.S. Fish and Wildlife Service	**License:**	Public domain

[i21] - 002_003_001_image_darmbakterien.jpeg
https://upload.wikimedia.org/wikipedia/commons/6/6c/Bacteroides_biacutis_01.jpg

Date:	2007-03-29	**von:**	Angusmclellan
Künstler:	US gov	**License:**	Public domain

[i22] - 002_003_001_image_haferflocken.jpeg
https://upload.wikimedia.org/wikipedia/commons/b/b6/Fruit_and_Honey_French_Oatmeal_2.jpg

Date:	2023-11-28	**von:**	SteinsplitterBot
Künstler:	Bajinra	**License:**	CC0

[i23] - 002_003_001_image_nuesse.jpeg
https://upload.wikimedia.org/wikipedia/commons/a/ae/Pecans%2C_hazelnuts%2C_walnuts%2C_almonds%2C_Brazil_nuts_on_a_table_with_logs_2.jpg

Date:	2016-12-22	**von:**	Baileynorwood
License:	CC0		

[i24] - 002_003_002_image_frittierte_speisen.jpeg
https://upload.wikimedia.org/wikipedia/commons/2/2c/Fried-Chicken-Set.jpg

Date:	2011-10-17	**von:**	Evan-Amos
License:	CC0		

[i25] - 002_003_002_image_meeresfruechte.jpeg
https://upload.wikimedia.org/wikipedia/commons/4/45/Seafood_Linguine_%40_the_Caledonian_Hotel%2C_North_Adelaide_20240903-130351.jpg

Date:	2024-09-03	**von:**	RegionVisitor90
License:	CC0		

[i26] - 002_003_002_image_vollkornprodukte.jpeg
https://upload.wikimedia.org/wikipedia/commons/f/f5/QuinoaGrains.jpg

Date:	2008-04-09	**von:**	Ben pcc
Künstler:	User:Ben_pcc	**License:**	Public domain

[i27] - 002_003_003_image_curcumin.jpeg
https://upload.wikimedia.org/wikipedia/commons/8/89/Curcumin-enol-3D-balls.png

Date:	2011-01-27	**von:**	Jynto
License:	CC0		

[i28] - 003_001_001_image_cooldown.jpeg
https://upload.wikimedia.org/wikipedia/commons/0/02/Sweating_for_stunning_scenery_130719-Z-NO327-190.jpg

Date:	2013-07-18	**von:**	Fæ
Künstler:	Spc. Tyler Meister	**License:**	Public domain

[i29] - 003_001_001_image_flexibilitaet.jpeg
https://upload.wikimedia.org/wikipedia/commons/1/1c/Soldier_running_in_water.jpg

Date:	Taken	**von:**	Giggy
Künstler:	Cpl. Earnest J. Barnes	**License:**	Public domain

[i30] - 003_001_002_image_osteoporose.jpeg
https://upload.wikimedia.org/wikipedia/commons/c/c3/L1_2_vertebral_fracture.jpg

Date:	20 March 2008	**von:**	Rosarinagazo
Künstler:	talk	**License:**	Public domain

[i31] - 003_001_002_image_kniebeuge.jpeg
https://upload.wikimedia.org/wikipedia/commons/6/6e/Marine_Corps_officer_candidate_participate_in_physical_training.jpg

Date:	2019-07-29	**von:**	GreenMeansGo
Künstler:	U.S. Marine Corps photo by Lance Cpl. Phuchung Nguyen	**License:**	Public domain

[i32] - 003_001_003_image_plazenta.jpeg
https://upload.wikimedia.org/wikipedia/commons/3/30/Healthy_Placenta.jpg

Date:	2023-07-09	**von:**	Drscholarnick
License:	CC0		

[i33] - 003_002_001_image_hochintensives_intervalltraining.jpeg
https://upload.wikimedia.org/wikipedia/commons/e/e1/Oscar_Company_%E2%80%93_Incentive_Training_%E2%80%93_Jan._26%2C_2016_160126-M-RK242-119.jpg

Date:	Taken	**von:**	Fæ
Künstler:	Lance Cpl. Aaron Bolser	**License:**	Public domain

[i34] - 003_003_002_image_hoehenverstellbarer_schreibtisch.jpeg
https://upload.wikimedia.org/wikipedia/commons/1/1c/Standing_desk_with_stool.jpeg

Date:	30 November 2015	**von:**	FastilyClone
Künstler:	Kcida10	**License:**	CC0

[i35] - 004_001_001_image_leber.jpeg
https://upload.wikimedia.org/wikipedia/commons/6/6f/Human_Hepar.jpg

Date:	2007-05-22	**von:**	Konto na chwilę
Künstler:	Suseno	**License:**	Public domain

[i36] - 004_001_002_image_mariendistel.jpeg
https://upload.wikimedia.org/wikipedia/commons/3/39/Silybum_marianum_Gaertn._JdP.jpg

Date:	2010-10-17	**von:**	Jebulon
License:	Public domain		

[i37] - 004_001_002_image_pathogener_keim.jpeg
https://upload.wikimedia.org/wikipedia/commons/2/29/Shigella_stool.jpg

Date:	2006-03-04	**von:**	Dwaipayanc
Künstler:	Centers for Disease Control and Prevention Publich Health Image Library	**License:**	Public domain

[i38] - 004_002_001_image_cortisol.jpeg
https://upload.wikimedia.org/wikipedia/commons/c/c0/Cortisol-3D-balls.png

Date:	2008-05-26	**von:**	Benjah-bmm27
Künstler:	Ben Mills	**License:**	Public domain

[i39] - 004_002_003_image_bauchspeicheldruese.jpeg
https://upload.wikimedia.org/wikipedia/commons/1/12/Pancreas_2.png

Date:	2010-10-02	**von:**	Mikael Häggström
License:	Public domain		

[i40] - 004_003_001_image_zytokin.jpeg
https://upload.wikimedia.org/wikipedia/commons/c/c0/BDNF_1BND.jpg

Date:	2010-11-04	**von:**	Ayacop
License:	Public domain		

[i41] - 004_003_003_image_meditation.jpeg
https://upload.wikimedia.org/wikipedia/commons/0/00/Meditation_Focus_Point.jpg

Date:	2024-12-12	**von:**	Bondigoldwiki
License:	CC0		

[i42] - 005_002_002_image_muskelgewebe.jpeg
https://upload.wikimedia.org/wikipedia/commons/e/ed/Muscle_Tissue_Cardiac_Muscle_%2828184529378%29.jpg

Date:	2018-04-05	**von:**	Meisam
Künstler:	Berkshire Community College Bioscience Image Library	**License:**	CC0

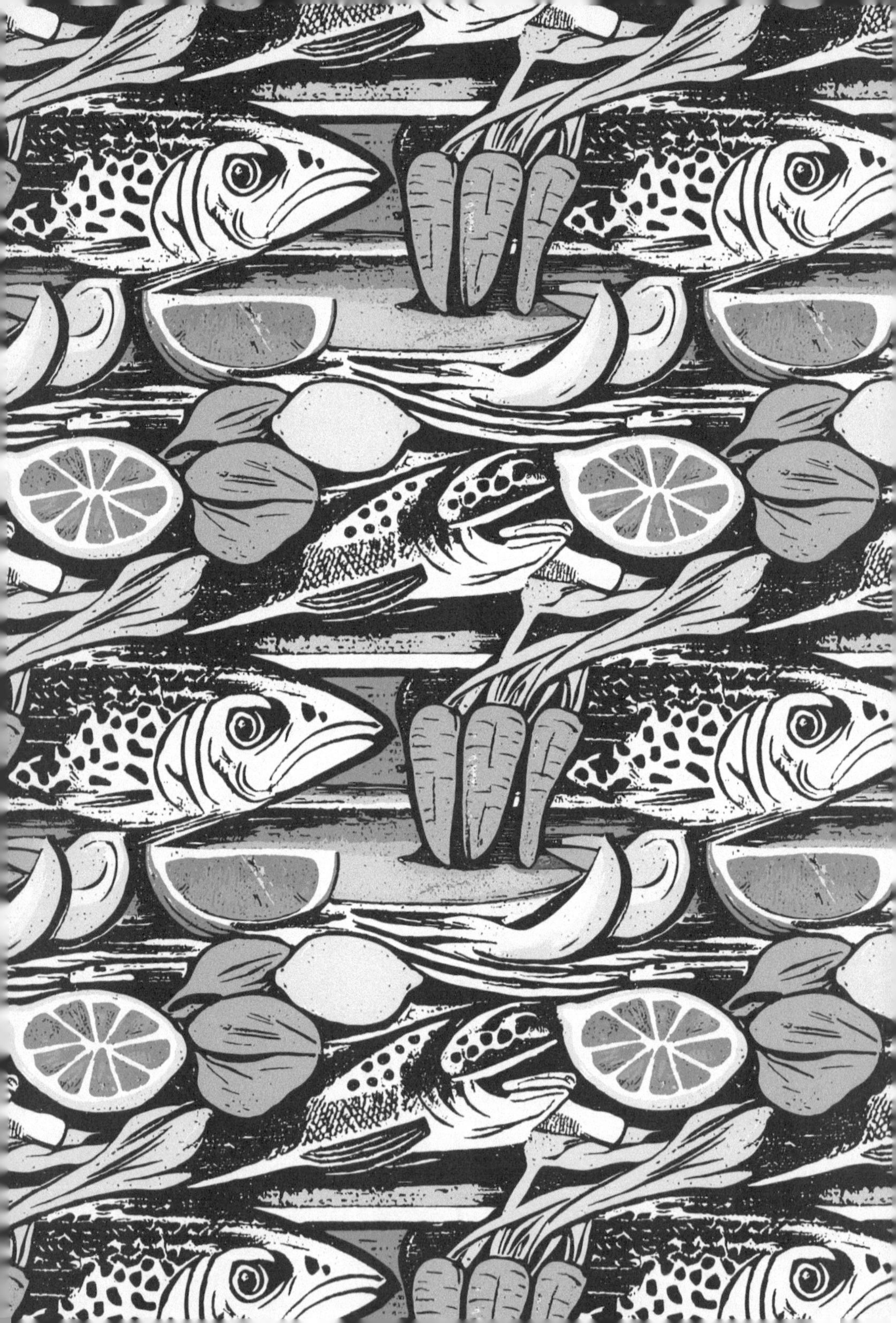

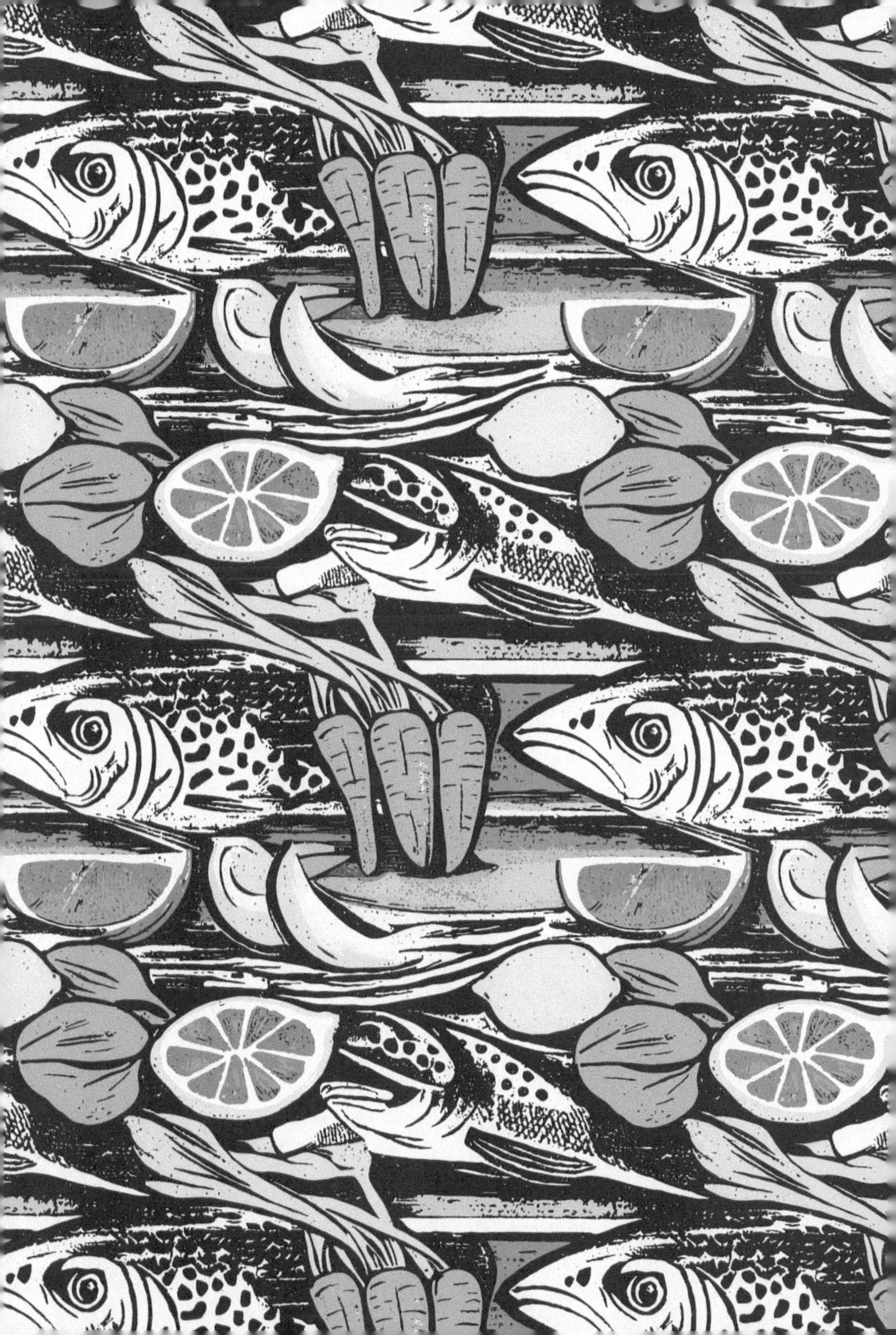

Kolibri 360 GmbH
Ferdinand-Jühlke-Straße 7
99095 Erfurt, Deutschland
produktsicherheit@kolibri360.de